JN153538

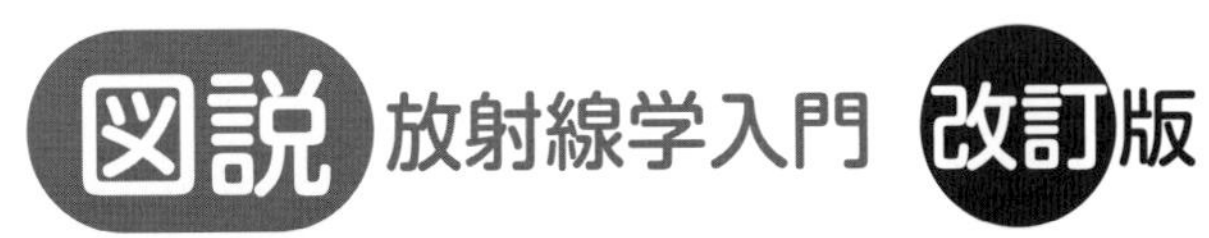

基礎から学ぶ緊急被曝ガイド

産業医科大学 産業生態科学研究所
放射線健康医学研究室　教授　**岡﨑 龍史**

医療科学社

改訂版出版にあたり

東北地方太平洋沖地震から４年以上が過ぎました。2015 年３月には常磐道が全線開通し、帰還困難区域を横切ることができるようになりました。避難指示解除準備区域は少しずつ解除されてきています。しかしながら、帰還困難区域は未だ存在し、復興までまだまだ時間がかかります。福島原発廃炉作業においても、増え続ける汚染水、あるいは事故後誰も見たこともない原子炉建屋内の状況など、問題は山積していて、完全な廃炉終了まで 40 年かかると言われています。放射線に対する関心は、遠く離れた地にいるとかなり薄れてきているように思えますが、福島県民にはまだまだ身近な問題であることに変わりありません。

2014 年４月２日に、原子放射線の影響に関する国連科学委員会（UNSCEAR）は、「2011 年東日本大震災後の原子力事故による放射線被ばくのレベルとその影響」という報告書では、「福島での被ばくによるがんの増加は予想されない」と結論付けています。福島県民調査で未成年者甲状腺がんの数が増加しています。放射線による影響とは考えにくいと発表がありましたが、今後も甲状腺検査は続けられ、放射線との因果関係を丁寧に調査されていきます。また 2014 年より「東電福島第一原発緊急作業従事者に対する疫学的研究」が厚生労働省の研究として開始されました。私自身も新しい研究室に異動し、その研究の一役を担うことになりました。100mSv 以上被曝した作業者が 174 名いますし、今後も低線量被曝をし続ける作業者がいます。線量計を持っていますので、明らかな被曝線量がわかるわけですから、ヒトへの影響を正しく調査研究をすることは、人類にとってもの重要な研究であると思われます。これまで非常に難しかった低線量影響を明確にできます。「低線量被曝の影響はわからない」と言われていましたが、「他のさまざまなリスクを考えると放射線だけの影響とはわからないほど小さくなる」ということを、科学的に実証できる可能性があると考えています。

2011 年 9 月に放射線教育用の副読本が文部科学省からそれぞれ小中高校生用に作られましたが、非常に評判が悪く、2014 年 2 月に新しい副読本が小学生用と中高校生用に作成され公表されています。それを用いて放射線教育が始まりました。それとは逆に日本の医学部医学科において、放射線基礎医学を講座に持つ大学が 2018 年までに 3 校無くなります。教育の必要性を説いてきましたが、とても残念なことです。未だに放射線の知識不足からくる不安があるようです。

この本は、放射線の正しい知識をわかりやすく提供し、福島における放射線影響に対する不安を少しでも取り除ける手助けとなれば、という思いで発刊しました。震災後から放射線に関する基準がさまざまに変更されました。例えば、放射性ヨウ素や放射性セシウムの食品基準値、放射線災害におけるヨウ素の内服における被曝量の基準や内服年齢、原発緊急作業者の線量限度値などです。初版では対応できないものとなっています。また誤字や文章の間違いなどがあったり、絵や図も変更したいという欲求もでてきました。さらにわかりやすく書き直し、明らかになった事実や現状に見合った内容に更新しています。産業医科大学放射線健康医学研究室のホームページでは、この本の基となった「一般向け緊急被曝ガイド（放射線学入門）」を更新しています。この本にない内容はこちらを参照にしていただければ、幸甚です。

初版に引き続き改訂版出版にあたって、医療科学社のご尽力に心より感謝いたします。　2015 年 10 月

はじめに（初版序）

平成 23 年 3 月 11 日午後 2 時 46 分、千年に一度といわれる大地震が東北地方を襲った。東日本大震災である。マグニチュードは 9.0。それに伴う大津波は、福島第一原発で 15m にも達し、10m と想定されていた防波堤は軽く超えてしまい、日本では過去に例のない原発の事故となり、放射性物質を広範囲に撒き散らすことになった。それは単に日本の問題だけではなく世界中の原発問題にまで発展した。

原発事故の規模は国際原子力事象評価尺度では、チェルノブイリと同じレベル7であるが、福島（57 万 TBq：原子力研究機構発表）での放射性物質の放出量は、チェルノブイリ（520 万 TBq）の約 10 分の 1 であり、チェルノブイリ事故と同等の影響が出るとは考えられない。しかしながら、一般市民は今回の原発事故をたやすく受け入れられるはずもなく、放射線影響に対する不安は募るばかりである。さらにマスコミやいい加減な放射線専門家が、「放射線はすべて危険だ」と必要以上に煽りたて、正しい放射線の理解を阻むものとなっている。放射線は五感に感じることができないため、放射線の怖さが助長されている。

放射線を正しく理解するのは、難しい。放射線に必要な知識は物理学に始まり、化学および生物学といった広い分野にわたる。放射線の種類は、α 線、β 線、γ 線、X 線、中性子線などと多く、その違いによって作用が異なる。放射能 Bq（ベクレル）、吸収線量 Gy（グレイ）、等価線量や実効線量 Sv（シーベルト）、cpm（count per minute）等、単位が複雑。それら単位同士の換算が面倒。μ（マイクロ）、m（ミリ）、k（キロ）、M（メガ）、G（ギガ）、T（テラ）などの広い桁数範囲。また多くの聞き慣れない専門用語。これらは、放射線を理解することをとても面倒なものにしているように思える。
日本で、「ゆとり教育」等による授業数削減により、30 年間義務教育から放射線の授業はなされてこなかった。80 校ある日本の医学部医学科において、放射線基礎医学を講座に持つ大学は 8 校しかない。日本は唯一の被爆国であるにもかかわらず、放射線教育ではかなりの遅れをとってしまったように思われる。
本書は、平成 23 年 4 月より産業医科大学のホームページで公開し、更新してきた「放射線学入門」（あるいは「一般向け緊急被曝ガイド」）を元に作製している。ホームページ上では、福島第一原発事故後、関連ある過去のデータを参考にしながら、現状を時系列的に更新してきた。またさまざまなホームページ、ブログあるいは twitter でリンクされ、「わかりやすい」というコメントをいただいていた。この紙面をもって感謝の意を表したい。またさまざま先生方からも講演に使用させていただきたいと申し出があり、遠慮なく自由に使っていただいている。本書では、講義や講演で使用したスライドをいくつか加えて、また不十分と思われた説明文も新たに入れて、さらにわかりやすく放射線について説明した。チェルノブイリ事故と福島第一原発事故の比較、他のものとのリスクの違い、実験的データなどから、今後日本で起こりうる放射線影響を理解していただけるものとしてほしい。
最後に本書作製にあたってご協力を頂いた、放射線衛生学・大津山彰准教授、元放射線医学総合研究所副所長・佐渡敏彦先生、放射線医学総合研究所・稲葉次郎先生、産業医科大学医学部学生・森脇邦明君、佐々木直起君、柳生圭士郎君に深謝致します。
2012 年 1 月

目次 Index

4 リスク 105

1 放射線の基礎

放射線とは、電離や励起を引き起こす小さな粒（粒子線）あるいは見えない光（電磁波）です。「放射線は電磁波だけ」としか言わない人がいますが、それは間違いです。

放射性物質とは、放射線を出す物質のこと。放射能は、放射線を出す能力です。したがって、「放射能漏れ」という言葉は間違いです。「能力」が漏れるという使い方は、なぜか放射能のときにだけ使われています。

放射線が飛んでくることと、放射性物質が飛んでくることは意味が違います。放射線は放射性物質や線源から出てくるもので、見えない光（γ線やX線）が出てくるのです。離れれば離れるほど、放射線量は低下します（距離の2乗に反比例）。エネルギーの強いγ線では数百メートル飛びますが、福島第一原発事故で散布された放射性物質からは、せいぜい数メートルしか飛ばず、一般市民の方がそのような強いエネルギーのγ線に遭遇することはないでしょう。外部被曝が問題となります。東海村JCO臨界事故はその例です。

放射性物質が飛んでくるとは、小さな粒が飛んでくるのです。その放射性物質は放射性同位元素を含んでいるので、そのものから放射線が出ます。ここで問題になるのがα線やβ線による内部被曝。体内に取り込まないようにマスクや防護服を着て、防護します。花粉や塵の対処と同じです。原発事故等はこれにあたります。

a 放射線とは

放射線とは、電離や励起を引き起こす粒子線あるいは電磁波

電離 軌道にあった電子が原子の外へ弾き飛ばされ、離れていくこと

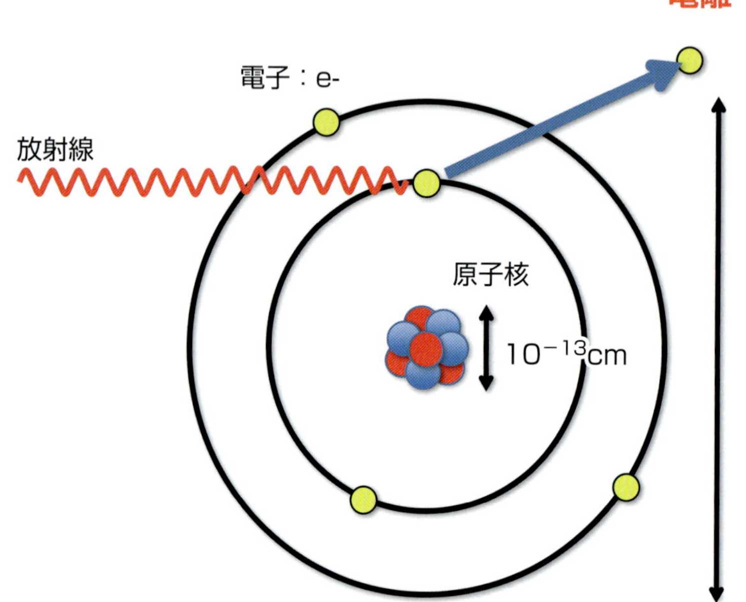

放射線とは、**電離**や**励起**を引き起こす**粒子線**あるいは**電磁波**

励起 電子が一つ以上上の軌道へ移動すること
図では、K殻からL殻へ移動

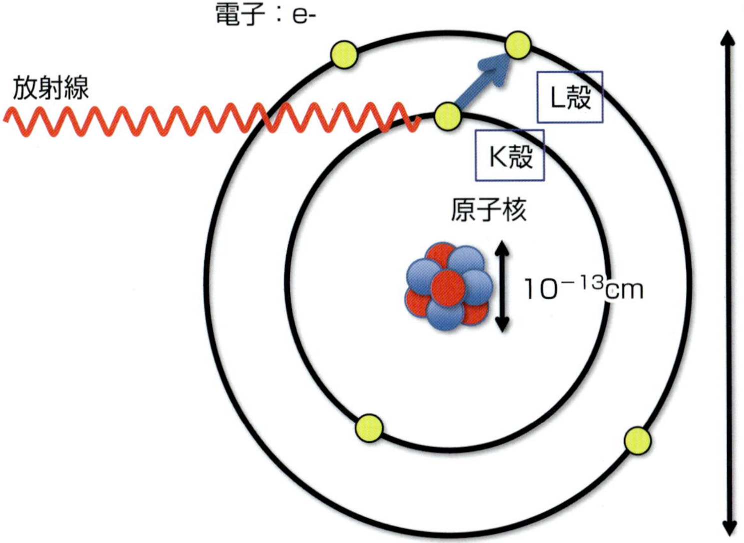

放射線の正体

放射線とは、電離や励起を引き起こす**粒子線**あるいは**電磁波**

小さな粒（粒子線）

アルファ（α）線：陽子２個、中性子２個からなるヘリウム原子核

中性子　陽子

ベータ（β）線：電子　9.1×10^{-31} kg

中性子線：　1.6×10^{-27} kg

陽 子 線：　1.6×10^{-27} kg

重粒子線

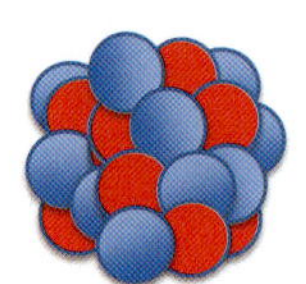

見えない光（光子、電磁波）

ガンマ（γ）線、X 線：超高周波数（波長は短い）電磁波

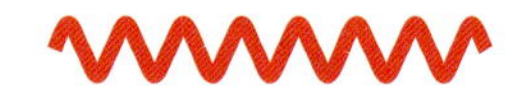

放射性物質、放射能

放射性物質とは、放射線を出す物質

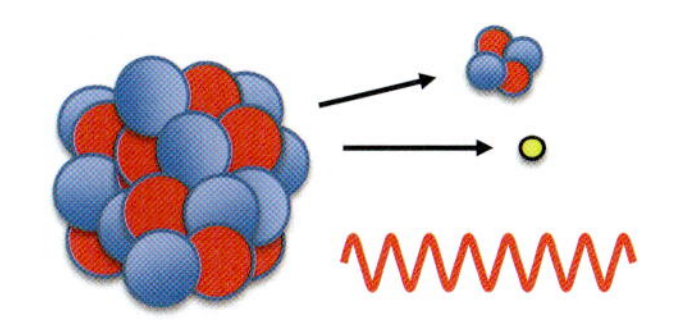

放射能とは、
　　放射性物質が放射線を出す能力のこと。

「放射能漏れ」という言葉はありません！
　この点に関して、マスコミはいつもデタラメ。

「放射性物質漏れ」が正しい。

放射線と放射性物質の遠距離到達の違い

放射線は離れるほど、線量は弱くなりますが、このときの放射線はγ線やX線のこと。

せいぜい数メートルしか飛びません。

エネルギーの強いγ線では数百メートル飛びますが、一般市民の方がそのような強いエネルギーのγ線に遭遇することはないでしょう。

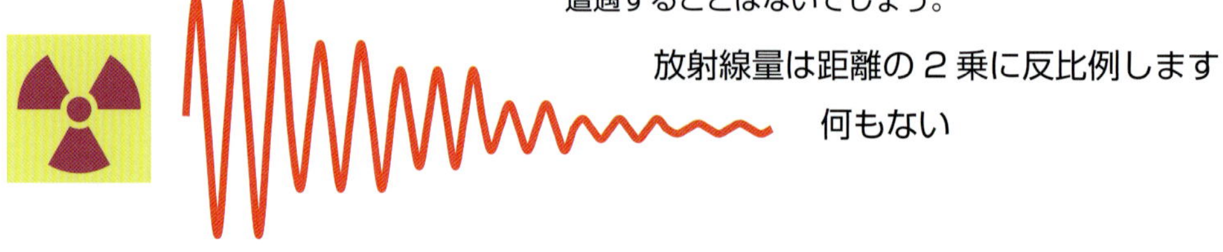

放射性物質は放射性同位元素を含んでいるので、そのものから放射線が出ます。このときに問題になるのはα線やβ線。数ミリメートルから数センチメートルしか飛ばないので、花粉を払うように除去すればよいのです。α線は紙1枚で、β線はアクリルやプラスチックで遮へいされます。

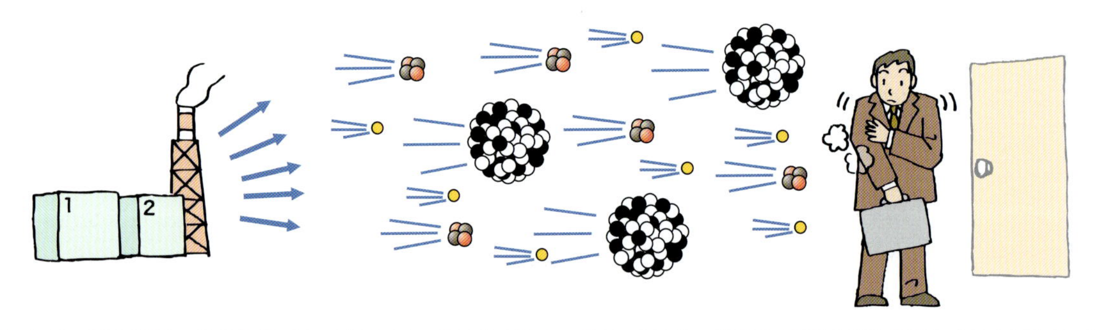

b 放射線の単位と線量率

● b)-1 放射線の単位 ●

放射線にはさまざまな単位があります。放射能を示すものが Bq（ベクレル）、放射線のエネルギーは Gy（グレイ）、放射線がどの程度人に影響したかを示す単位が Sv（シーベルト）です。

放射能とは、厳密にいうと 1 秒間に放射性物質がいくつ崩壊（あるいは壊変）したかという数を表します。放射性物質は不安定な原子なので、自ら電子、陽子や中性子等を放出、つまり自ら壊れて（崩壊あるいは壊変）安定化した物質に変わります。例えばウラン238 は、中性子 2 個と陽子 2 個（α線）を放出し、トリウム234 と変化します。このときに放射線が出ているのです。厳密な表現とはいえませんが、「1 秒間に出た放射線の数が Bq」と考えると理解しやすいかもしれません。

放射線はエネルギーを持っています。そのエネルギーが物質に対してどのくらい移行したかを示すものが、Gy です。

小さな粒（粒子線）にはいろいろな大きさがあり、物質に対しては同じエネルギーでも、人への影響は大きさによって変わってきます。例えば、バスケットボールの大きさとパチンコ玉の大きさで同じエネルギーだとすると、バスケットボールの大きさのものに当たったほうが影響が大きいというイメージです。バスケットボールが高 LET 放射線、パチンコ玉が低 LET 放射線ということです。したがって、Gy を Sv に換算する必要が出てきます。β線、γ線や X 線は 1Gy = 1Sv、α線は 1Gy = 20Sv、中性子線はエネルギーによって、1Gy = 5 ～ 20Sv となります。

核分裂生成物に関しては、Gy と Sv は同じと考えていいです。なぜなら、問題になる核種はヨウ素 131 あるいはセシウム 137 がほとんどで、β線あるいはγ線しか出てきません。また福島第一原発事故当初、報道でいわれていたシーベルトという単位は「毎時」が省略されていたことが多く、1 時間被曝し続けないとその線量にはなりません。この当たり前のことが理解されていないようにみられました。時速 300km で 5 分走っても、300km に達しないのと同じです。

放射線の単位

	単 位	意 味	簡単に説明すると
放射能	Bq ベクレル	放射性物質が 1 秒間に崩壊(壊変)した数	放射性物質から 1 秒間に 1 つ放射線が出ると 1 ベクレル (1 崩壊で α 線と γ 線または β 線と γ 線が同時に出ることもあるので、厳密には違います)
吸収線量	Gy グレイ	ある任意の物質中の単位質量あたりに放射線により付与されたエネルギーの平均値 J(ジュール)/kg で表される。	放射線が物質に与えるエネルギーの単位
等価線量	Sv シーベルト	組織・臓器における放射線の影響を、放射線の種類やエネルギーによる違いを補正し、共通の尺度で表現する量	放射線の人に対する影響に用いる単位
実効線量	Sv シーベルト	等価線量を組織荷重係数によって補正し、全身の放射線影響の指標となる量	

cpm（count per minute）

ガイガーカウンター（GM サーベイメータ）を用いて汚染検査をするときには、cpm（count per minute）という単位を使います。つまり 1 分間にガイガーカウンターで測れた放射線の数です。放射能を 100%測れるガイガーカウンターはなく、計測できる効率（計数効率）を用いて補正が必要になってきます。それによって、cpm を Bq に変換することが可能です。

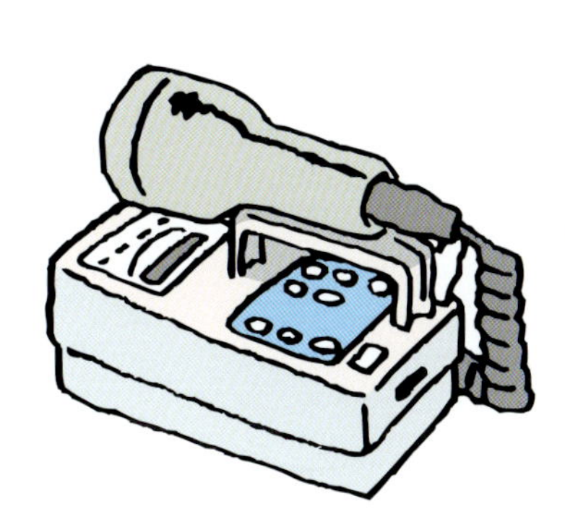

参考：

GM サーベイメータ（Geiger-Mueller survey meter）

1928 年にガイガーとミューラーが作った簡単な構造の放射線測定器。ベータ線を測定する。ガンマ線に対しては感度が悪い。表面汚染に対して有効な測定器。サーベイメータとは携帯用の測定器。

原理：

アルゴンやヘリウム等の少量のアルコール等の混合気体の入ったガス入り計数管で、円筒形の陰極（カソード）の中にその中心軸に細い陽極（アノード）がある。マイカ窓より放射線が入ると、放射線のイオン化作用によって電子および陽イオンが発生する。電子はアノード側にシフトする際にも気体分子をイオン化する。これらイオン化によって放電（パルス）が生じ、その回数を数えることにより放射線の強さを測定することができる。

cpm（count per minute）とは、
放射線測定器（ガイガーカウンター）で1分間測った放射線数

すべての放射線測定器で得られた測定値は、全放射能の値（Bq）ではありません。計数効率（測定機器の放射線数を測ることのできる割合）によって、測定値を補正し、放射能（Bq）を求めます。

〈例〉
標準線源（酸化ウラン U_3O_8）：500Bq（1秒間の値）
標準線源の測定値：6,000cpm
計数効率：6,000cpm ÷ 60秒 ÷ 500 × 100% ＝20%

仮にセシウム137（^{137}Cs）を測ったとして、1,200cpmという値を得たとすると
1,200cpm ÷ 60秒 ÷ 20% ＝100Bq

窓枠の面積 $20cm^2$ とすると
100Bq ÷ $20cm^2$ ＝$5Bq/cm^2$

参考：汚染患者受け入れの場合
緊急時：≦ 100,000cpm
収束時：≦ 13,000cpm ≒ $40Bq/cm^2$
→通常時の管理区域内の表面汚染密度限度（α線源以外）

低 LET 放射線と高 LET 放射線

小さな粒、光と、大きい粒では、人への影響が違います。
その違いを LET の高い低いで示します。

(a) 低 LET 放射線：γ線、X線、β線
まばらにしか電離しない（あるいはラジカルや活性酸素を生成しない）放射線
(b) 高 LET 放射線：α線、中性子線、陽子線、重粒子線
密に電離する（あるいはラジカルや活性酸素を生成する）放射線

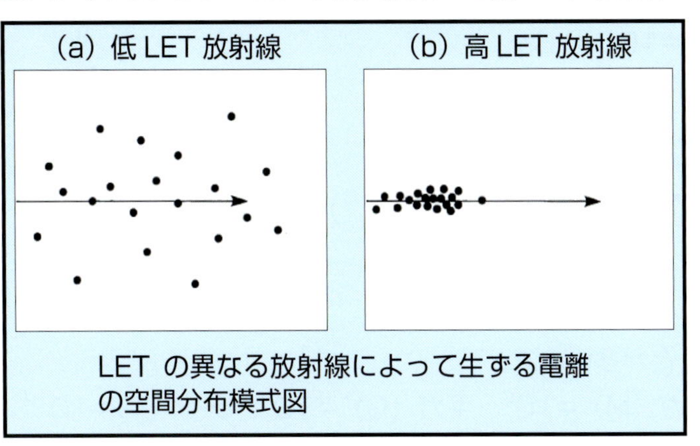

低 LET 放射線
1Gy＝1Sv
高 LET 放射線
1Gy は 5～20Sv

線エネルギー付与（LET＝Linear Energy Transfer）
1 μm 進んだときに平均何 keV のエネルギーを与えたか？（keV/μm）

単位の接頭語

- ペタ（P）：1,000兆（10^{15}）
- テラ（T）：1兆（10^{12}）
- ギガ（G）：10億（10^{9}）
- メガ（M）：100万（10^{6}）
- キロ（k）：1,000（10^{3}）

  1MBq=1,000kBq=100万Bq

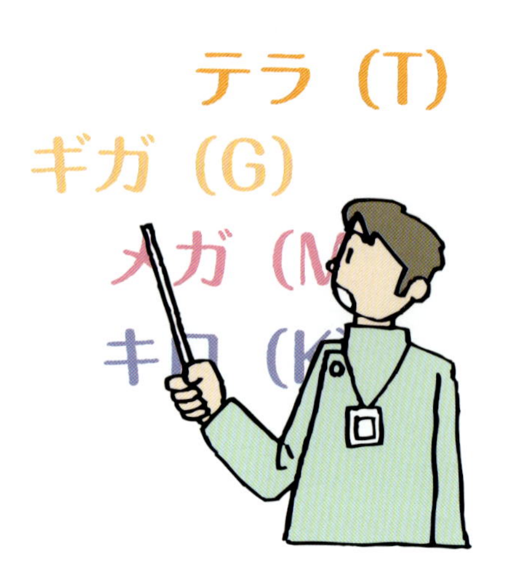

- ミリ（m）：1,000分の1（10^{-3}）
- マイクロ（μ）：100万分の1（10^{-6}）

  1Sv=1,000mSv=100万μSv

Bqは大きな値になることが多いので、
　キロ（k）$=10^{3}$、メガ（M）$=10^{6}$、ギガ（G）$=10^{9}$、テラ（T）$=10^{12}$という単位を使います。
Svは小さな値を用いることが多いので、
　ミリ（m）$=10^{-3}$、マイクロ（μ）$=10^{-6}$という単位を使います。

放射性物質を火に例えると

放射性物質を火に例えて説明すると、マッチの炎、たき火あるいは火事などで熱さ（熱量）は違います。それが放射能です。たくさん放射線を出す物質もあれば、少ないものもあります。それをBq（ベクレル）という単位で表します。

火はどんな物質にも同じように熱を与えます。その熱量を評価するのが、放射線ではGy（グレイ）です。

物質によって、熱の受け方は異なります。アイスクリームのようにすぐ溶けたり、ケーキのように少し溶けたり、カボチャのように全く溶けなかったりします。人に対しての影響を補正するために、Sv（シーベルト）という単位を使います。X線やγ線の1Gyは1Svとなりますが、α線だと1Gyは20Svになってしまいます。全身に被曝したときの評価を「実効線量」といいます。またアイスクリーム、ケーキやカボチャを人の臓器だとすると、放射線に対する感受性が違います。それもSvで表します。各臓器の線量を「等価線量」といいます。

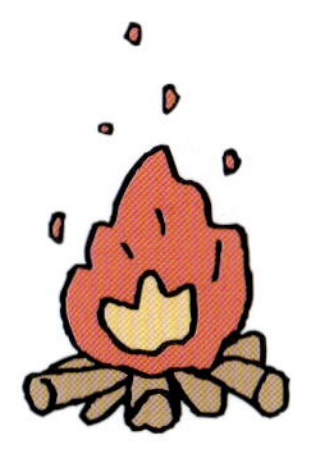
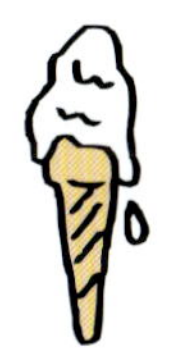
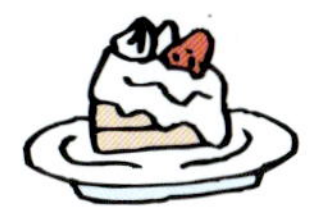
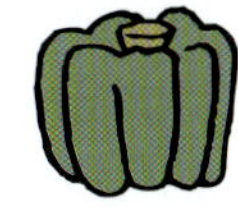

放射性物質をうんちに例えると

放射性物質をうんちに例えて考えてみましょう。臭さを表すものがベクレル(Bq)、そこで吸ってしまった臭い量がグレイ（Gy）、臭いが人に及ぼした影響がシーベルト（Sv）となります。

被曝と汚染の種類は、「外部被曝」、「内部被曝」、「表面汚染」、「創傷汚染」です。それらを防護することを考えてみましょう。臭いを嗅ぐことが外からの影響で、つまり外部被曝と考えられます。うんちから「離れる」「覆う」「接する時間を短くする」ことで、影響は軽減されます。うんちを摂取してしまうことが、内部被曝です。口、皮膚あるいは気道から取り込まないようにします。例えば、マスク、手袋あるいは防護服などにより、体内に入ることを防護します。うんちが体についてしまうことが表面汚染です。付いてしまえば、洗い流せばいいのです。傷口に付いたうんちは、傷の奥に入れないように洗います。対処は放射性物質も同様です。

ベクレル（Bq）とシーベルト（Sv）

放射能 Bq は、放射線の人への影響を表す単位 Sv に変換できます。Bq はとても大きな値になることが多いので、人への影響もとても大きくなるように思えますが、実はそんなに被曝することになりません。ひとつの基準として、100mSv に達するまで摂取するにはかなりの量になります（p17 参照）。

放射性物質

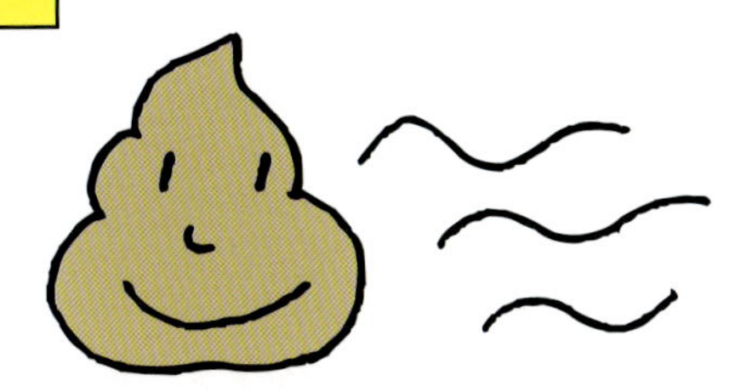

どれくらい臭いを出すか
ベクレル（Bq）

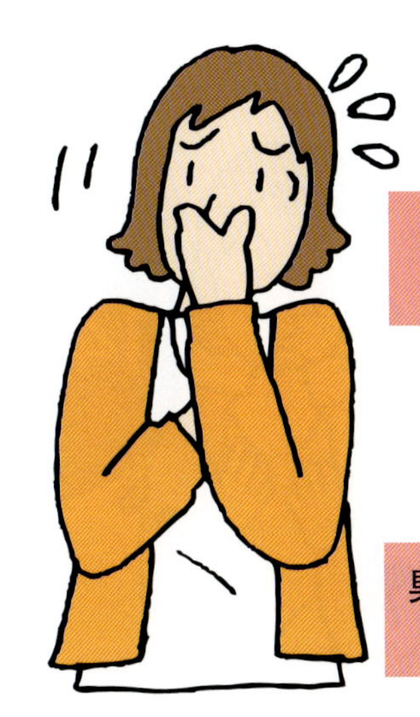

吸った臭いの量：
グレイ（Gy）

臭いが人体に及ぼす影響
シーベルト（Sv）

外部被曝：臭いを嗅ぐ
内部被曝：うんちを摂取する
表面汚染：うんちが付着する
創傷汚染：傷口に付着する

嗅がないように、離れる、覆う、短時間で
口、皮膚、気道から入らないように
付いたうんちは洗えばよい
付いたうんちを体内に入れないように

→ 放射性物質から身体を守るため

人体中の放射性物質の放射能

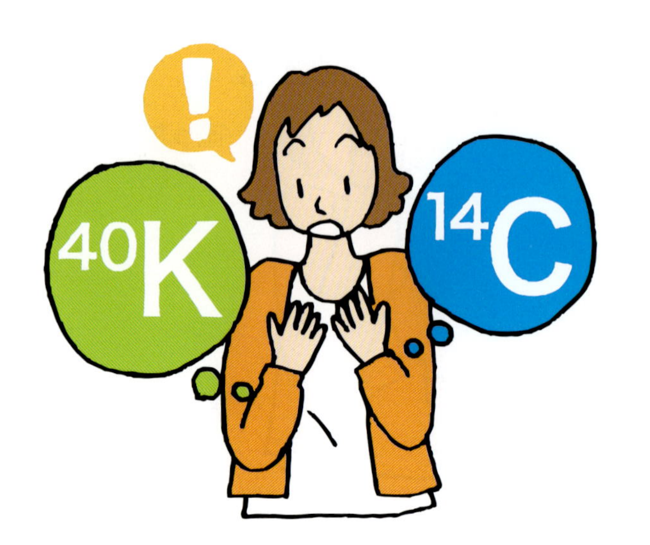

体内に
カリウム40（^{40}K）
炭素14（^{14}C）
が含まれています。

この2つの核種で合計**約6,000ベクレル（Bq）**の放射能が通常でも人体に存在します。
ベクレルだとどうしても大きな値になりますが、その数字に驚かないで。

エネルギーは小さいので、人同士被曝させ合っているということではありません。
あくまでも計算上ですが、抱き合っていると年間0.02mSv被曝させ合ってます。

農作物の放射性物質汚染

2011年3月20日

茨城県高萩市のホウレンソウから検出された

ヨウ素（^{131}I）で、　1キロ当たり 15,020 ベクレル（Bq）

規制値：当時1キロ当たり 2,000 ベクレル（現在 300 ベクレル）

セシウム（^{137}Cs）は、　1キロ当たり 690 ベクレル

規制値：当時1キロ当たり 500 ベクレル（現在 100 ベクレル）

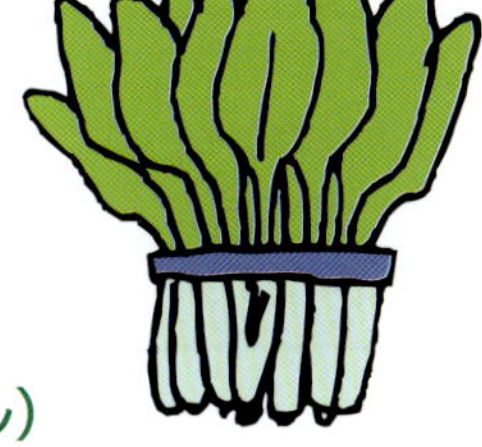

緊急時に考慮すべき放射性核種に対する実効線量係数

経口摂取の場合

^{131}I　2.2×10^{-8} Sv/Bq

^{137}Cs　1.3×10^{-8} Sv/Bq

100 mSv に達するまでに何キロ食べないといけないか？

^{131}I：$15{,}020 \times 2.2 \times 10^{-8} = 3.3 \times 10^{-4} = 0.33$ mSv/kg

100 mSv/0.33=303 kg

^{137}Cs：$690 \times 1.3 \times 10^{-8} = 897 \times 10^{-8} = 0.0090$ mSv/kg

100 mSv / 0.0090=11,148 kg

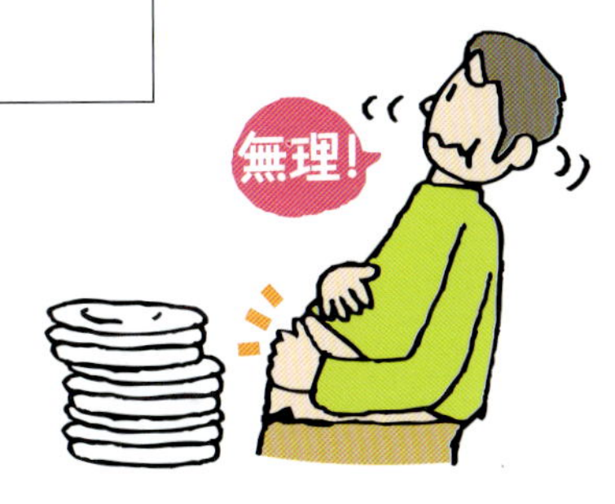

ただし 100mSv の被曝は1回で急性的に被曝したら障害が出るという値。同じ線量でも分割して被曝するとその効果は軽減する。

水や食物中に存在する放射性物質の実効線量係数

	ヨウ素 131	セシウム 137	セシウム 134
乳児（3 か月）	0.18	0.020	0.026
幼児（1 歳）	0.18	0.012	0.016
子供（2-7 歳）	0.10	0.0096	0.013
成人	0.022	0.013	0.019

単位：マイクロシーベルト／ベクレル（μSv/Bq）

水 1kg 当たりに、
ヨウ素 131 が 8.59Bq（ベクレル）、セシウム 137 が 0.45Bq、セシウム 134 が 0.28Bq 含まれていると仮定
（東京都が平成 23 年 3/18 ～ 4/11 に発表した数値の平均値）
その水を乳児が 1 日 1.65 リットル、29 日間飲んだ場合

ヨウ素 131：$0.18 \times 8.59 \times 1.65 \times 29 = 74.0$ μSv ………（1）
セシウム 137：$0.020 \times 0.45 \times 1.65 \times 29 = 0.43$ μSv …（2）
セシウム 134：$0.026 \times 0.28 \times 1.65 \times 29 = 0.35$ μSv …（3）
受ける放射線量 =（1）+（2）+（3）≒ 74.8 μSv

幼児では 74.4、子供では 41.5、成人では 10 μSv となる

空気中に存在する放射性物質の実効線量係数

	ヨウ素 131	ヨウ素 132	セシウム 134	セシウム 134
乳児（3 か月）	0.072	0.0011	0.11	0.070
幼児（1 歳）	0.072	0.00096	0.10	0.063
子供（2-7 歳）	0.037	0.00045	0.070	0.041
成人	0.0074	0.000094	0.039	0.020

単位：マイクロシーベルト／ベクレル（μSv/Bq）

東京で空気中の塵の中の放射能濃度が最も高かった平成 23 年 3 月 15 日 10：00 ～ 11：00
ヨウ素 131、ヨウ素 132、セシウム 137、セシウム 134 の濃度はそれぞれ、241、281、60、64Bq/m^3
この 1 時間に乳児が空気 2.86m^3 を吸い込むことによって将来受ける放射線量の合計の概算値

ヨウ素 131：0.072 × 241 × 2.86 × 1/24=2.07 μSv ……… (1)
ヨウ素 132：0.0011 × 281 × 2.86 × 1/24=0.037 μSv …… (2)
セシウム 137：0.11 × 60 × 2.86 × 1/24=0.787 μSv ……… (3)
セシウム 134：0.070 × 64 × 2.86 × 1/24=0.534 μSv …… (4)
受ける放射線量 = (1) ＋ (2) ＋ (3) ＋ (4) =3.42 μSv/h

子どもの呼吸率としては、1 日当たり、乳児（3 か月）で 2.86m^3、幼児（1 歳）で 5.16m^3、子ども（5 歳）で 8.72m^3、子ども（10 歳）で 15.3m^3、子ども（15 歳）で 20.1m^3 、成人 22.2m^3（ICRP Publ 71）

幼児では 5.95、子供では 5.77、成人では 5.01 μSv となる

半減期

放射性物質は時間がたつと放射能はだんだん弱くなります。
放射能が半分になるまでの時間を半減期といいます。

福島原発から出てきている放射性物質

ヨウ素（^{131}I）の半減期は約８日

セシウム（^{134}Cs および ^{137}Cs）の半減期はそれぞれ約２年と約 30 年

これらは体内に取り込まれることが問題となります（内部被曝）

Q：セシウム（^{137}Cs）を身体に取り込むと 30 年間の内部被曝するの？

A：体内で代謝され尿や糞などで成人では約 100 日で排泄されます。

放射性セシウムの年齢別生物学的半減期

年齢	生物学的半減期
3ヶ月	16日
1歳	13日
5歳	30日
10歳	50日
15歳	93日
成人	110日

放射性セシウムによる健康被害の報告はチェルノブイリ原発事故ではありません。

● b)-2 線量率 ●

大量のお酒を一気に飲むと死ぬかもしれません。毎日少しずつだと、おいしく飲めます。飲み方によっては、二日酔いになったり、病院で治療を受けたり、飲んだ量や時間によって影響は異なります。

放射線も同様、同じ線量でも分割照射だと修復時間ができるので、影響が軽減されます。細胞には障害に対する修復能があります。障害が大きいと修復できなくなり、死んでしまいます。また、時間当たりの放射線量（線量率といいます）が小さいほど、放射線の影響は小さくなります。ICRP（国際放射線防護委員会 International Commission on Radiological Protection）では、線量線量率効果係数（Dose and Dose-Rate effectiveness factor：DDREF）は 2 としています。つまり一回での被曝線量の効果が 2 とすると、それ以外の被曝（分割して被曝したり、じわじわ被曝したり）では積算線量が同じだと効果は 1 になるということです。しかし、あまり現実的でない値と思われます。1 升瓶を 1 時間で飲むのと、1 日あるいは 1 年で飲み干す酔い方が半分とは思えません。原子放射線の影響に関する国連科学委員会（United Nations Scientific Committee on the Effects of Atomic Radiation：UNSCEAR）は、DDREF を 2 ～ 10 としています。

難しくいうと、亜致死損傷からの回復〔Sublethal Damage Recovery（SLD 回復）Elkind 回復〕がみられるということです。同じ線量でも分割照射されると、修復される時間ができ、その間に細胞が回復していきます。がん治療で応用されています。腫瘍細胞のほうが正常細胞よりも放射線の影響を受けやすいので、死滅するまで分割照射を行い、その後正常細胞が回復するのを待ちます。

放射線をお酒に例えると

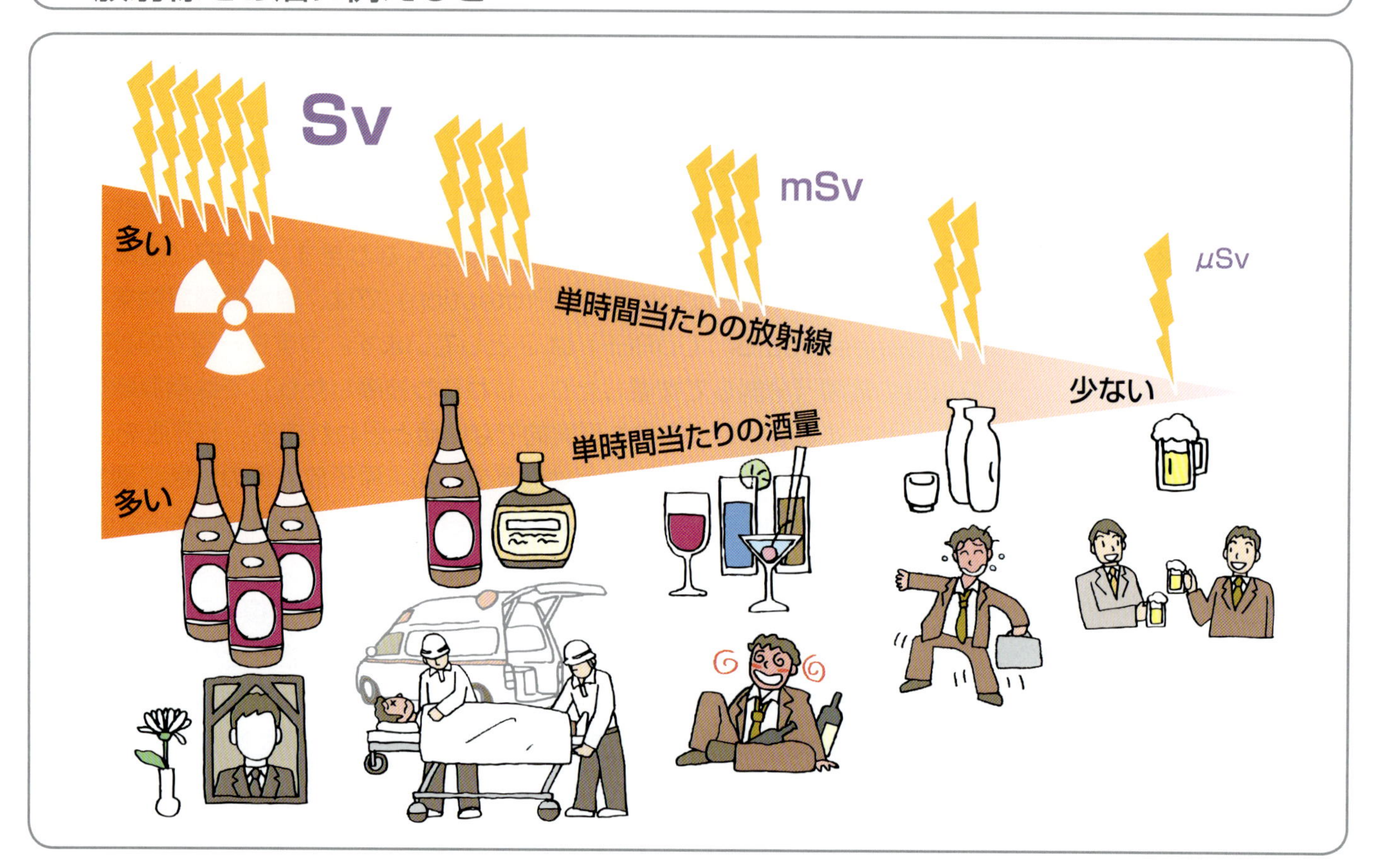

実際の放射線治療における腫瘍細胞と正常細胞の分割照射による生存率の差

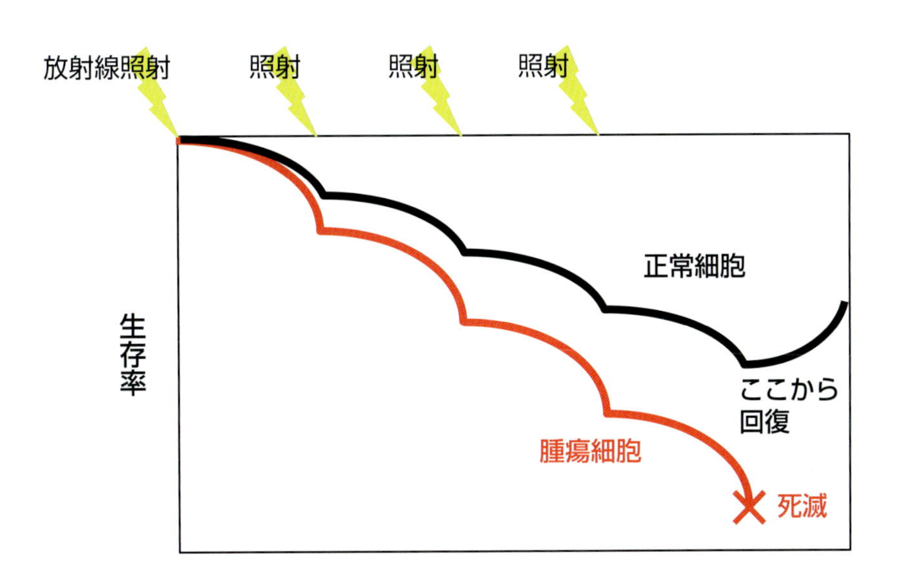

亜致死損傷からの回復〔Sublethal Damage Recovery（SLD 回復）Elkind 回復〕は正常細胞と腫瘍細胞で異なる。つまり、腫瘍細胞のほうが正常細胞よりも放射線の影響を受けやすいので、死滅するまで分割照射を行い、その後正常細胞は回復していく。

福島原発周辺の空間線量率

福島県波江町（福島第一原発から 20Km）
平成 23 年 4 月 7 日
58.5 μSv/h を観測
1 日だと 1404μSv（58.5×24 時間）
約 71 日で 100mSv を超えてしまいます。
が、
1 回で短時間に 100mSv を被曝するのと
長時間にわたって 100mSv を被曝するのは、
同じ影響ではありません！

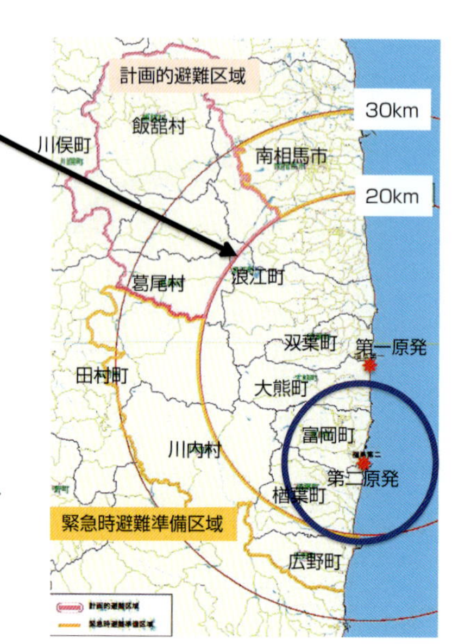

積算線量の表示は環境測定として意味がある。健康被害を表す数値ではない。
1 日で 100mSv 被曝するのと 71 日で 100mSv 被曝するのでは、健康被害は同じでない。

文部科学省 福島第 1 及び第 2 原子力発電所周辺のモニタリングカーを用いた固定測定点における空間線量率の測定結果
（随時データが更新されています） http://www.mext.go.jp/a_menu/saigaijohou/syousai/1304001.htm

C 放射線の人体影響

放射線の人体影響は、身体的影響と遺伝的影響に分けられます。さらに身体的影響は急性障害と晩発障害に分けられます。急性障害とは数週間以内に起こる症状で、晩発障害は数か月～数年後に起こる症状です。遺伝的影響は精子や卵子の遺伝子に傷がつき、次世代へ影響が残ることです。ただし、原爆被爆者のデータから、人での次世代への影響は認められていません。ICRP の放射線防護の概念から、「確定的影響」と「確率的影響」に分類します。確定的影響は、2007 年 ICRP 勧告で「組織反応」と称することも検討されています。「確定的影響」の症状として、火傷、脱毛、胎児影響あるいは白内障等があり、ある線量を超えると症状が現れる「しきい値（しきい線量）」があります。「確率的影響」はがん、白血病あるいは遺伝的影響等があり、「しきい値」はないと考えられています。防護上、確定的影響が生じないために被曝線量が「しきい値」を超えないように、確率的影響の発生を減少するために線量をできるだけ低くしましょう、と提言されています。

低線量領域では、発がん等のリスクはほとんどないと考えられていますが、放射線防護の観点から、直線しきい値なし仮説に基づいています。

「確定的影響」では、しきい値を超え、線量依存的に重篤度も増します。「確率的影響」では、線量によって重篤度は増しません。

放射線の人体影響

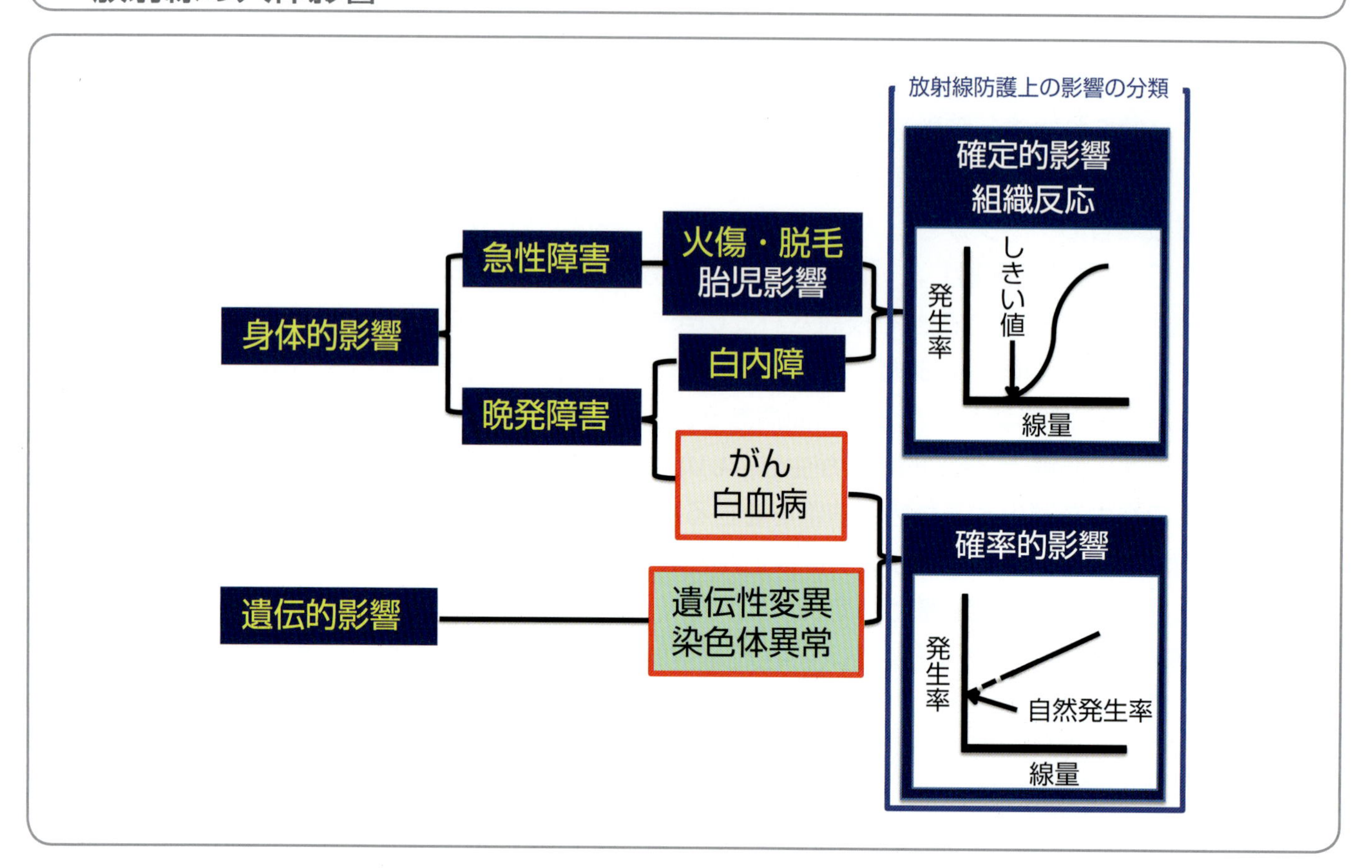
放射線防護上の影響の分類
確定的影響
組織反応
発生率
しきい値
線量
急性障害
火傷・脱毛
胎児影響
身体的影響
白内障
晩発障害
がん
白血病
確率的影響
遺伝的影響
遺伝性変異
染色体異常
発生率
自然発生率
線量

● c)-1 確定的影響 ●

しきい線量があり、その線量を超える被曝があると症状が現れ、線量依存的に重篤度が増します。
ICRP2007 年勧告では、「組織反応」という呼び方も提唱されました。

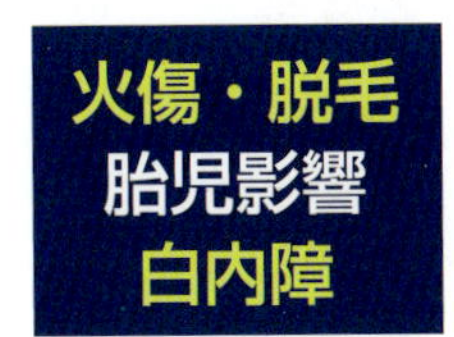

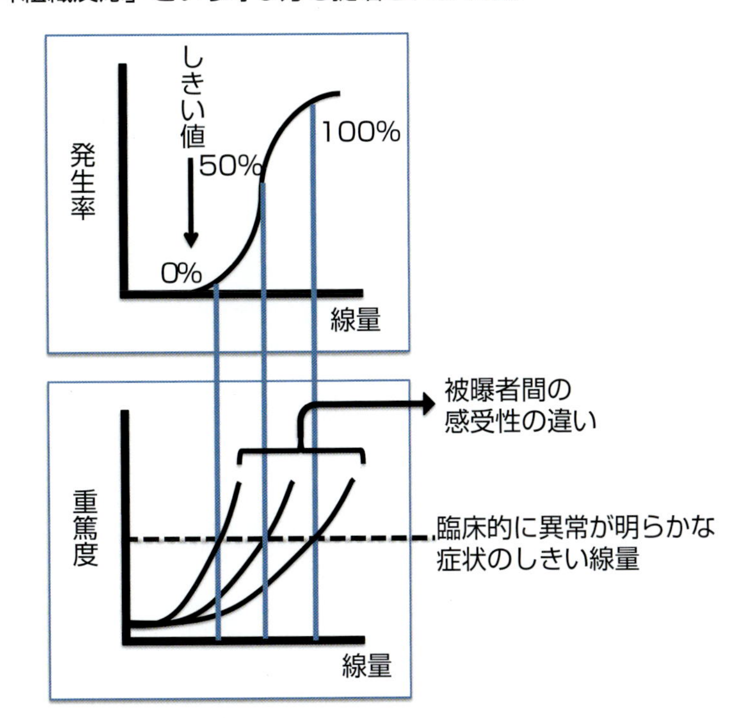

重篤度は線量依存

しきい値（しきい線量）について

例えば白内障の場合、上半分の線量では被曝しても白内障にはなりません。下半分の線量では、白内障になります。下半分の一番最小の線量がしきい線量ということです。水晶体混濁は0.5Gy、視力障害を伴う白内障は5Gyがしきい線量です。

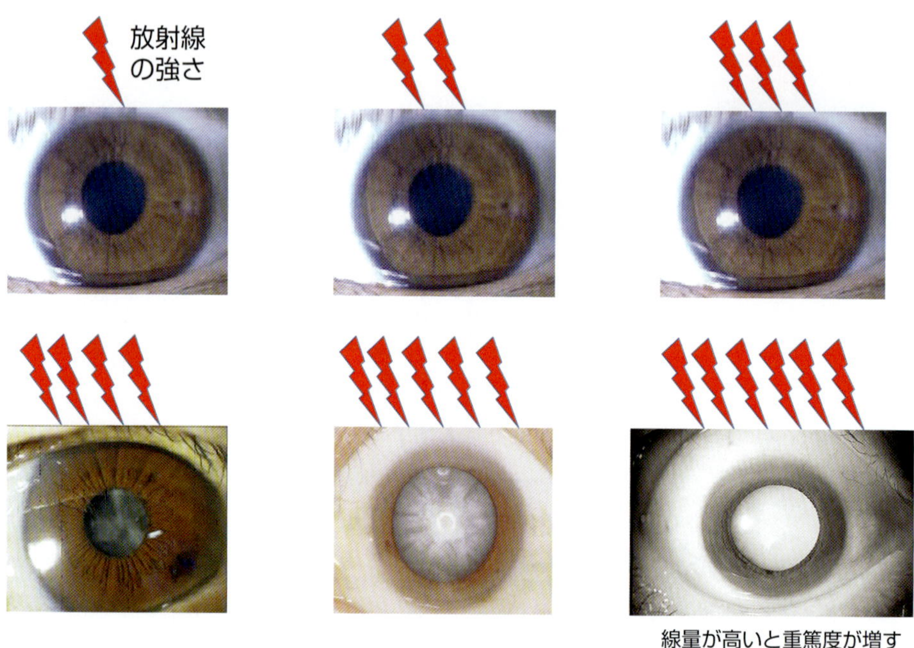

線量が高いと重篤度が増す

● c)-2 確率的影響 ●

線量の増加に伴って発生頻度が増大するような影響（例、がんや白血病、遺伝的影響等）を確率的影響といいます。重篤度は線量によらず、一定です。放射線防護上、直線しきい値なし仮説が唱えられています。つまりどんな線量でも線量依存的に影響が出てしまうという考えです。しかし、実際に低線量域での影響は、ほとんどないと考えます。

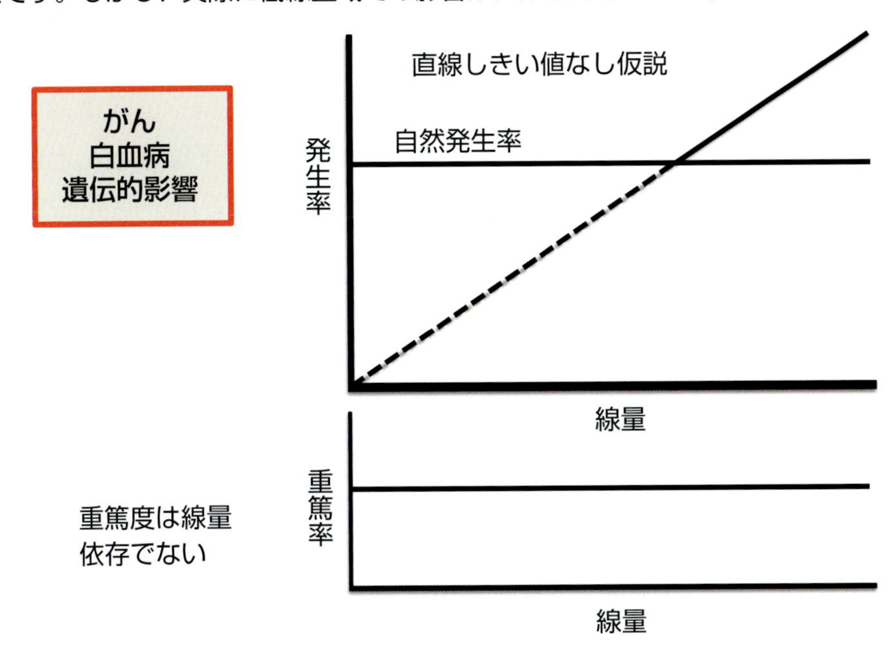

● c)-3 放射線障害・治療 ●

確定的影響（組織反応）

確定的影響（組織反応）は、臓器や組織にある線量以上被曝すると症状が現れます。その線量を「しきい線量」といいます。例えば、0.5Gy以上被曝すると白血球減少が、5Gyで視力障害を伴う白内障が（水晶体混濁なら0.5Gy）起こります。

放射線のエネルギーを示しているので、Gyで示していますが、**福島第一原発事故等ではγ線の影響を考えるので、1Gy=1Svと考えて構いません。**また0.25Gy以下はほとんど臨床症状は出ません。低LETおよび高LET放射線とも**0.1Gy（100mGy）未満**では、胎児も含め人体への影響は認められていません。最近では、0.2Gy（200mGy）未満でも有意な影響がなかったという報告がでてきました (Ozasa K. et al, Radiat Res(2012); 177(3): 229-243)。原子放射線の影響に関する国連科学委員会（UNSCEAR）の報告だと、**500mGy以下**の被曝で重篤な障害は出ないと報告されています。

平成23年3月24日高放射能濃度のたまり水で足に被曝した労働者は、全身被曝で170～180mSvでした。4月11日放射線医学総合研究所を受診し、白血球やリンパ球の数の減少は認められませんでした。皮膚に熱傷や紅斑などもなかったようです。推定で足の皮膚に2Sv以下の被曝と考えられています。

線量と人体影響の関係（X線やγ線被曝の場合）

影　響	しきい線量（Gy）
白血球減少	0.5
悪心・嘔吐	1
皮膚の紅斑	5
脱　　毛	3
一時的不妊（男）	0.15
永久不妊（男）	3.5～6
永久不妊（女）	2.5～6
胎児の発育遅延	1
白内障（視力障害）	5（水晶体白濁は 0.5）
〃	*15 以上
皮膚の潰瘍	*20 以上

* は長時間にわたる被曝（慢性被曝）でそれ以外は短時間の被曝（急性被曝）の場合の線量

皮膚の急性障害

2 Gy～	初期紅斑
3 Gy～	脱毛
3 - 6 Gy	紅斑・色素沈着
7 - 8 Gy	水疱形成
10 Gy～	潰瘍形成
20 Gy～	難治性潰瘍 慢性化、皮膚がんへ移行

確率的影響

確率的影響は、各組織・臓器の致死がんの名目確率係数を用いて被曝したときの確率を計算します。この確率係数は、原爆被爆者の疫学調査結果から求められたものです。示されている数値は、すべての年齢を含む 1 万人が 1Sv 被曝した場合に致死的ながんになる確率と考えると考えやすいかもしれません。つまり、565×10^{-4}/Sv ということは、1 万人が 10mSv 被曝すると 1 万人のうち 5.65 名に致死的な発がんのリスクがあるということです。

また、例えば、赤色骨髄 10mSv 被曝したときの白血病リスクとなると、**骨髄の名目確率係数**は 37.7×10^{-4}/Sv、**それに 10mSv をかけることにより、**3.77×10^{-5} となります。すなわち放射線 10mSv により 0.00377%増加となります。自然発生白血病の生涯リスクは 0.7%であるので、10mSv 被曝により白血病になるリスクは 0.70377%ということになります。

各組織・臓器の致死がんの名目確率係数（ICRP2007 年勧告）

組織・臓器	致死がんの確率係数（10^{-4} Sv^{-1}）
食　道	15.1
胃	77.0
結　腸	49.4
肝　臓	30.2
肺	112.9
骨表面	5.1
皮　膚	4.0
乳　房	61.9
卵　巣	8.8
膀　胱	23.5
甲状腺	9.8
骨　髄	37.7
その他の固形がん	110.2
生殖腺（遺伝性）	19.3
合　計	565

放射線被曝と次世代への影響

原爆被爆者同士からの胎児の死産、奇形発生および染色体異常の調査が行われています。1Gy 以上被曝した両親から生まれた子供と、広島・長崎に住んでおらず被曝していない両親から生まれた子供で、それらの発生率に差はありませんでした。

2011/4/15 福島出身を理由に結婚破談？のニュースがネットで出ました。「放射能の影響で元気な子供が生まれなかったらどうするの？」と、婚約者男性の母親からこういわれ、福島出身の女性が結婚破談になったという話です。

もしこれが事実なら、明らかに放射線影響の知識不足と思われます。放射線被曝による次世代への影響はありません！

Neel JV. et al, National Academy Press (1991)
Yoshimoto Y. et al, J Radiat Res (1991) ; 32 (4) : 347-74

原爆被爆者における死産

（症例数／調査された子供の数。1948-53 年）

母親の被曝状況	父親の被曝状況		
	市内不在	低中線量	高線量（1Gy 以上）
市内不在	408/31,559 1.3%	72/4,455 1.6%	9/528 1.7%
低中線量	279/17,452 1.6%	139/7,881 1.8%	13/608 2.1%
高線量（1Gy 以上）	26/1,656 1.6%	6/457 1.3%	2/144 1.4%

生後２週間以内に診断された奇形

（症例数／調査された子供の数。1948-53 年）

母親の被曝状況	父親の被曝状況		
	市内不在	低中線量	高線量（1Gy 以上）
市内不在	294/31,904 0.92%	40/4,509 0.89%	6/534 1.1%
低中線量	144/17,616 0.82%	79/7,970 0.99%	5/614 0.81%
高線量（1Gy 以上）	19/1,676 1.1%	6/463 1.3%	1/145 0.7%

原爆被爆者の子供における安定型染色体異常

（症例数／調査された子供の数。1948-53 年）

異常の起源	染色体異常を持った子供の数	
	対照群 7,976 人	被曝群 * 8,322 人
新たに生じた例	1 (0.01%)	1 (0.01%)
両親どちらかに由来	15 (0.19%)	10 (0.12%)
両親の検査ができなかった例	9 (0.11%)	7 (0.08%)
合計	25 (0.31%)	18 (0.22%)

＊平均線量 0.60Gy

急性放射線被曝の局所および全身症状

放射線を全身に被曝した場合、急性に起こる症状として、250mSv 以下ではほとんど臨床症状は出ません。福島第一原発で緊急時被曝線量の上限を 250mSv とした根拠です。500mSv でリンパ球の減少がみられます。UNSCEAR は 500mSv の被曝で、重篤な症状が出ることはないと考えています。1,000mSv で悪心や嘔吐、2,000mSv で頭痛や発熱、4,000mSv で下痢を起こします。3,000 ～ 5,000mSv の被曝で 50%の人が 30 日で死亡します。LD_{50} といいます。7,000mSv は致死線量です。

放射線を局所（各臓器や組織）に被曝した場合は、次のとおりです。精巣に 150mSv 被曝すると一時的に精子数が減少しますが、回復します。3,500mSv だと永久不妊になります。卵巣では 650 ～ 1,500mSv で一過性の受胎能力の低下、2,500mSv で卵巣死が起こり永久不妊となります。皮膚では、2,000mSv で初期紅斑（火傷のように赤くなる）、3,000mSv で脱毛、5,000mSv で紅斑や色素沈着、7,000mSv で水疱形成、10,000mSv で潰瘍形成、20,000mSv で難治性潰瘍、皮膚がんへ移行となります（p31「皮膚の急性障害」とは若干値が違いますが、こちらでは代表値を書いています）。水晶体の被曝では、500mSv で混濁が生じ、5,000mSv で視力障害を伴う白内障が起こります。

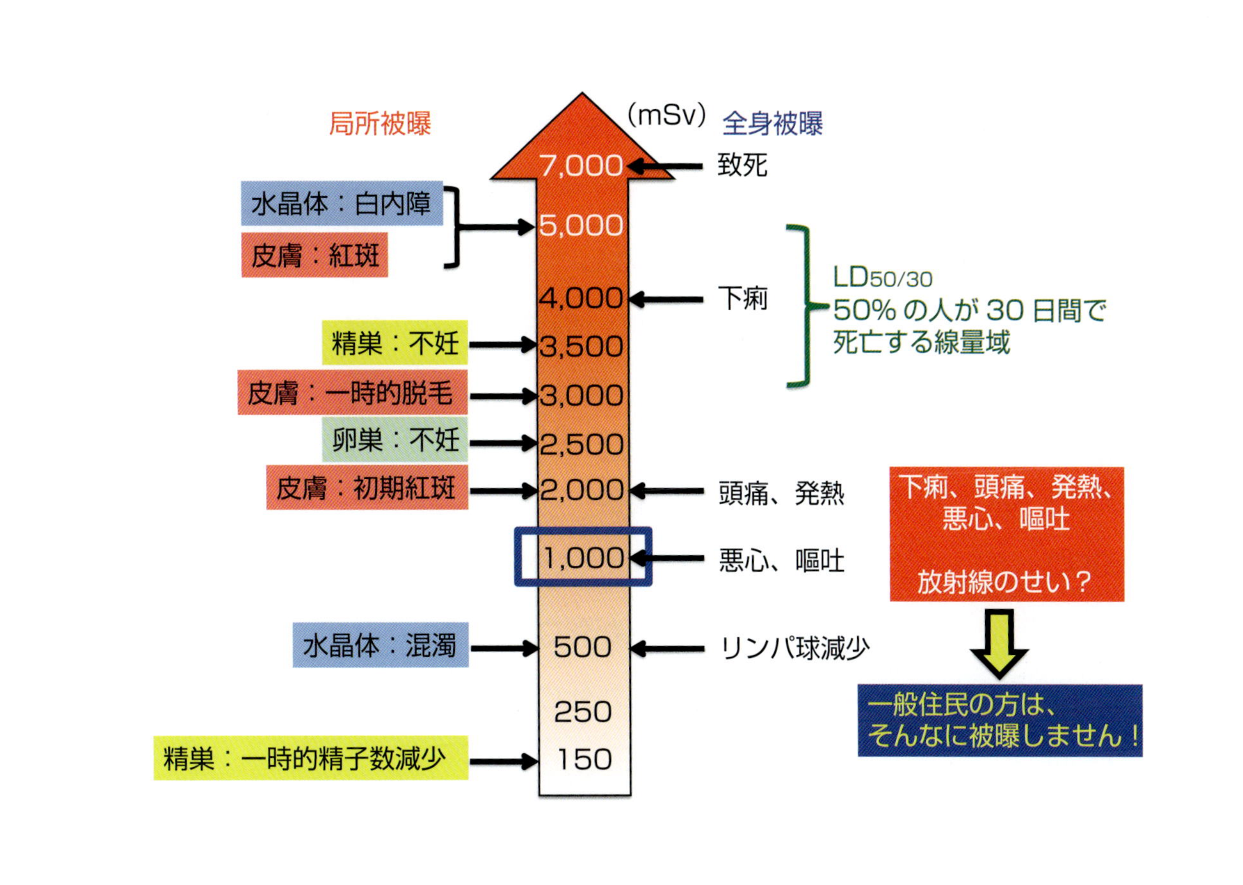
局所被曝
(mSv)
全身被曝
7,000
致死
水晶体：白内障
皮膚：紅斑
5,000
LD50/30
50% の人が 30 日間で
死亡する線量域
4,000
下痢
精巣：不妊
3,500
皮膚：一時的脱毛
3,000
卵巣：不妊
2,500
皮膚：初期紅斑
2,000
頭痛、発熱
1,000
悪心、嘔吐
下痢、頭痛、発熱、
悪心、嘔吐
放射線のせい？
水晶体：混濁
500
リンパ球減少
250
精巣：一時的精子数減少
150
一般住民の方は、
そんなに被曝しません！

全身被曝による急性影響の症状と被曝線量との関係

γ線を急性全身均等被曝したとき

線量（mGy）	症状
250 以下	ほとんど臨床的症状なし（緊急時被曝線量限度の根拠）
500 ～ 1,000	白血球（リンパ球）の一時減少、染色体異常
1,000	放射線宿酔（吐き気、嘔吐、全身倦怠） リンパ球の著しい減少（急性障害は治癒）
1,500	50%の人に放射線宿酔
2,000	5%の人が数週間で死亡（骨髄死：白血球、血小板減少、感染、出血）
3,000 ～ 5,000	30 日間に 50%の人が死亡（$LD_{50/30}$）
6,000	14 日間に 90%の人が死亡
7,000	100%の人が死亡

ただし、100mGy 以下では人体への影響はない（福島では 1Gy ＝ 1Sv と考えて構いません）

γ線を急性全身均等被曝したときの急性症状は、組織や臓器の放射線感受性が高いと低い線量で症状が出、放射線感受性が低いと症状が出にくくなります。したがって、骨髄は放射線感受性が高い臓器なので、2～10Gy 照射されると骨髄死が起こり、白血球や血小板の減少が起こり、感染や出血を伴い、0～90%の人が数週間で死亡します。次に感受性が高い胃腸で、胃腸死がみられ、食欲不振、下痢、発熱、電解質消失が起こり 90～100%の人が約 9 日間で死亡します。50Gy 以上被曝すると中枢神経死が起こり、意識障害、傾眠、痙攣あるいは昏睡が生じ、50 時間以内に 100%死亡します。

急性放射線症候群の治療としては、2Gy 以下の致死線量以下の場合経過観察でよく、死亡率は 0%です。2～10Gy 被曝では、治療により生存の可能性があります。1999 年東海村 JCO での臨界事故で、6～10Gy 被曝した方は、2 週間で皮膚症状、意識障害、下痢等の症状が出始め、さまざまな治療を行いましたが約 7 か月で亡くなりました。10Gy 以上被曝すると、対症療法のみとなります。

全身被曝による急性影響の臨床症状と死亡率

γ線を急性全身均等被曝したとき

急性被曝線量（Gy）	臨床症状	死亡率（%）
2～10	**骨髄死：** 白血球、血小板減少、感染、出血	0～90% 数週間
10～50	**胃腸死：** 食欲不振、下痢、発熱、電解質消失	90～100% 約9日間
50以上	**中枢神経死：** 意識障害、傾眠、痙攣、昏睡	100% 50時間以内

全身被曝による急性放射線症候群の症状（ICRP Publ. 28）

線量	致死線量以下		生存可能（治療により）		致死	
	0～1Gy	1～2Gy	2～6Gy	6～10Gy	10～15Gy	>50Gy
治療	不要	経過観察	治療有効	治療可能性	対症療法	対症療法
主障害臓器		造血系	造血系	造血系	消化管	中枢神経系
主症状		軽度の 白血球減少 血小板減少	高度の白血球減少、紫斑 出血、感染 脱毛（3Gy 以上）		下痢、発熱 電解質異常	運動失調 傾眠、痙攣
主症状潜伏期			2～6週間		3～14日	1～48時間
治療法	鎮静	鎮静、観察 血液検査	輸血 抗生物質	輸血 骨髄移植	電解質の補正	対症療法
死亡率	0%	0%	0～80%	80～100%	90～100%	100%
死亡時期			2か月	2か月	1～2週	数時間～数日
死因			出血、感染、菌血症		腸炎	中枢神経死

原発事故時の放射性ヨウ素131（^{131}I）による甲状腺がんからの予防

チェルノブイリ原発事故の際は、多くの放射性ヨウ素（^{131}I）が飛散し、子供の甲状腺がんが増えました。それはヨウ素が甲状腺に取り込まれ、甲状腺ホルモンを作るからです。甲状腺がんを防ぐために、あらかじめ非放射性のヨウ素（ヨウ化カリウム）を服用します。福島第一原発事故でも、最悪の事故を想定して、事故当初にヨウ化カリウムが配布されていたほうがよかったかもしれません。被曝直後の服用が最も効果的だからです。服用は、新生児、乳幼児や妊婦が優先されます。ヨウ素として100mgを1回服用します。原則1回投与。再度被曝のときはもう1回服用します。ただ妊婦は胎児の副作用を考慮して2回目投与は慎重にしなければなりません。甲状腺の被曝線量が50mSv以上で服用です（2011年6月IAEA投与基準)。また、40歳以上も甲状腺がんのリスクが認められるので、服用対象者になります（以前は対象外)。

しかしながら、日本人は海藻の摂取量が多いので、どちらかといえば普段でもヨウ素過剰の状態になっています。チェルノブイリ近辺の人は海藻の摂取はほとんどなく、ヨウ素欠乏状態でした。また事故後、流通規制が行われなかったため放射性ヨウ素を含むミルクやキノコをとり続けたことで体内被曝が大きくなったともいわれています。

100mg のヨウ化カリウムを投与したときのヨウ素 131（^{131}I）の摂取防止率

投与時期	^{131}I の摂取防止率
被曝 24 時間前	約 70%
被曝 12 時間前	約 90%
被曝直前	約 97%
被曝 3 時間後	約 50%
被曝 6 時間後	防止できない

d 放射線防護（外部被曝、内部被曝）

● d)-1 外部被曝防護の 3 原則（DST の法則）●

距　離　Distance（D）

一般的に**放射線（散乱線）**の影響は距離の2乗に反比例します。つまり、離れるほど**放射線（散乱線）**の影響は少なくなります（放射線線源や放射性物質は飛んできません）。

遮へい　Shielding（S）

α線は紙
β線はアクリル、プラスチック、アルミニウム
γ線、X 線は鉛やコンクリート
中性子線は水
で遮へいされます。

時　間　Time（T）

放射線や放射性物質に接する時間が短ければ被曝量は減ります。
距離や遮へいによる防護ができないときは、時間を短くします。

放射線（散乱線）の影響

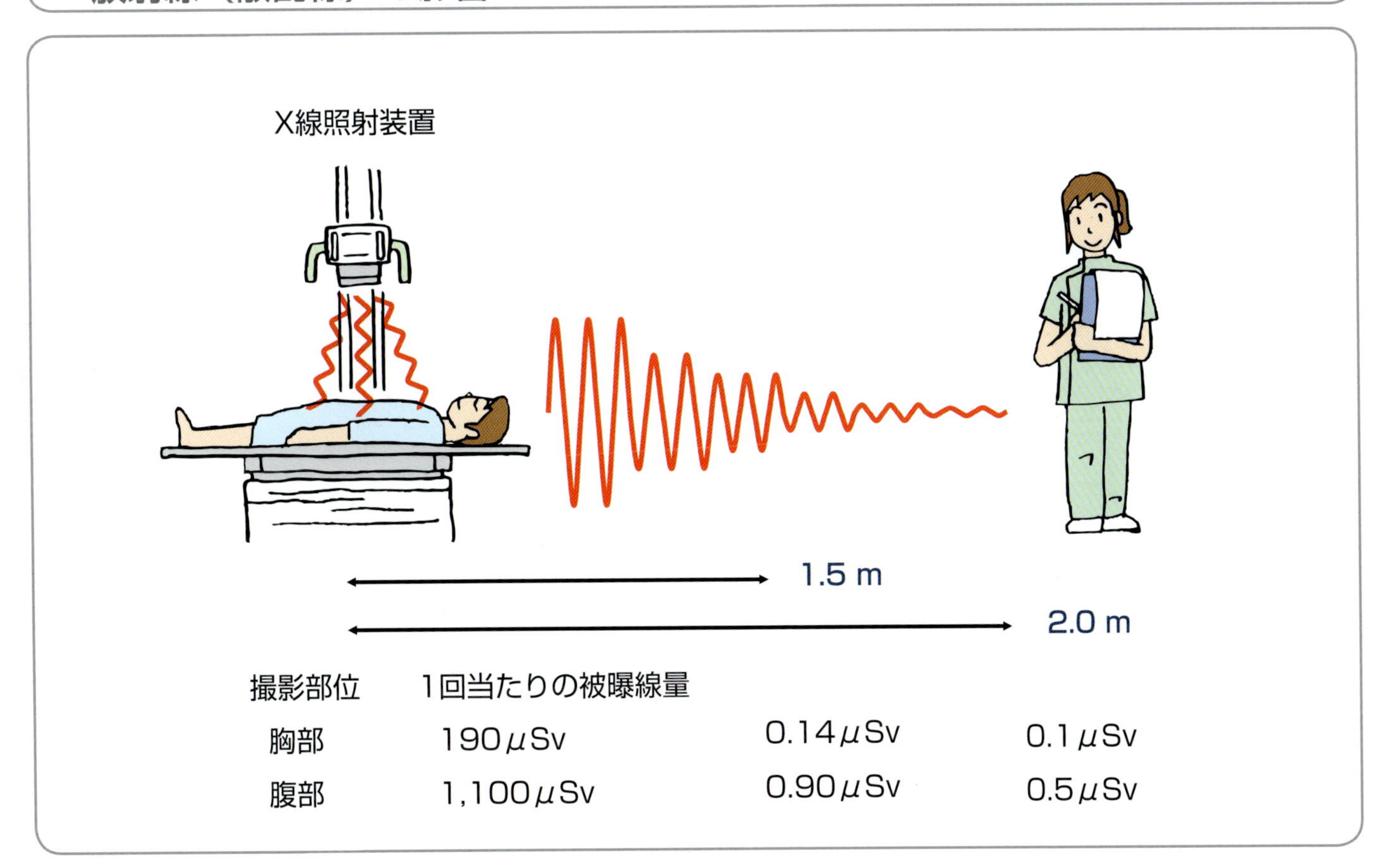
X線照射装置
1.5 m
2.0 m
撮影部位
1回当たりの被曝線量
胸部
190μSv
0.14μSv
0.1μSv
腹部
1,100μSv
0.90μSv
0.5μSv

遮へい体

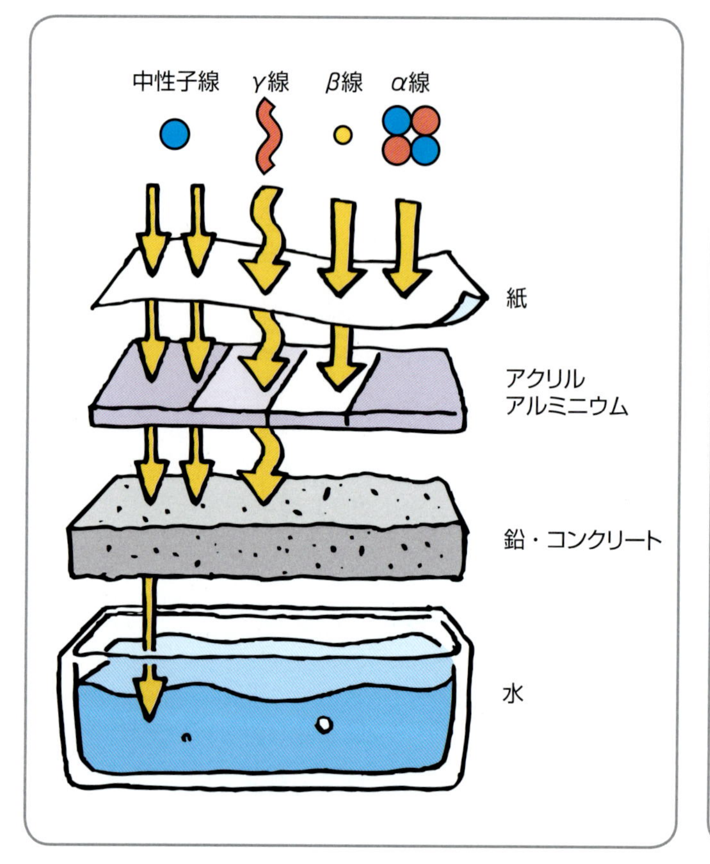

放射線の種類と被曝

放射線の種類	本体	遮へい体	問題となるのは
α線 (^{239}Pu)	ヘリウム原子核	紙	内部被曝
β線 (^{131}I, ^{137}Cs, ^{90}Sr)	電子	アクリル プラスチック	内部被曝
γ線 (^{131}I, ^{137}Cs) X線	光子	鉛	外部被曝

● d)-2 内部被曝および表面汚染の防護 ●

体内に入る経路は、経口的、経皮的、経気道的です。したがって、帽子、ゴーグル、マスク、手袋、防護服、靴カバー、長靴等を身につけ、放射性物質を体内に取り込まないようにします。

放射性物質が付着したら、皮膚や髪はよく洗い、服は捨てます。

このとき、被曝を防ぐことはできません。あくまでも体内に放射性物質を取り込まないための処置です。

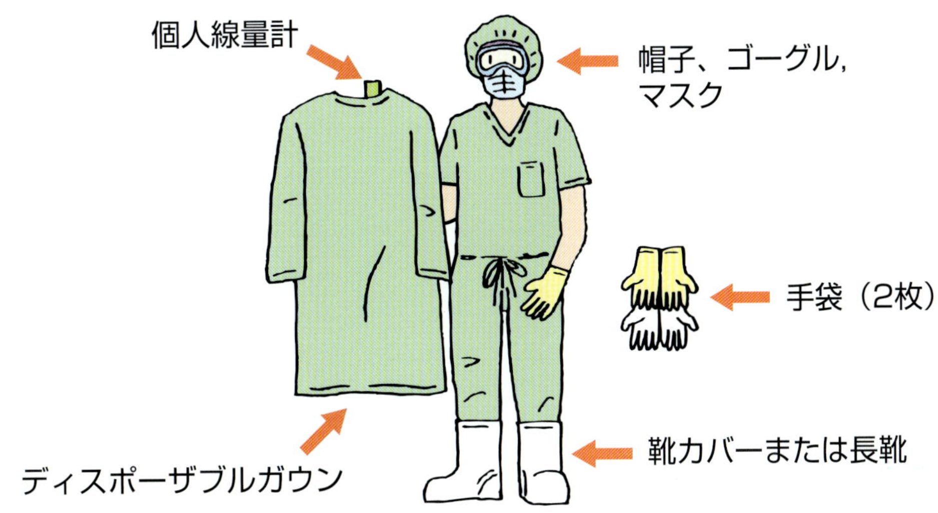

図は公益法人 原子力安全研究協会 緊急被ばく医療ポケットブックより

放射性物質の影響

原発からは放射性物質が飛んできます。健康被害を与えるような高濃度の放射性物質との接触を避けるために、福島第一原発から 20km 圏内は退避区域にしてあります。20から 30km の所は屋内退避です。チェルノブイリ原発 30km 圏内は強制退避区域です。大爆発でもない限り、30km で充分と思われます。

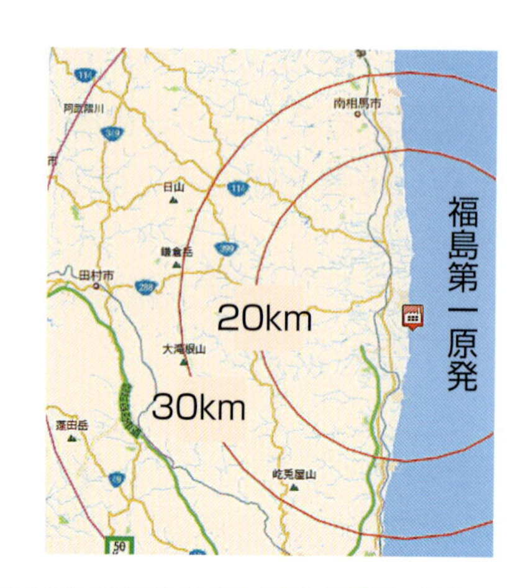

屋内退避区域で**放射性物質**に対して
衣服等に付着したら払いましょう
吸い込まないようマスクしましょう
対処は花粉と同じ

放射性物質を**花粉**に例えると、**花粉は遠く離れるほど、量が少なくなります。放射性物質も同じです。**

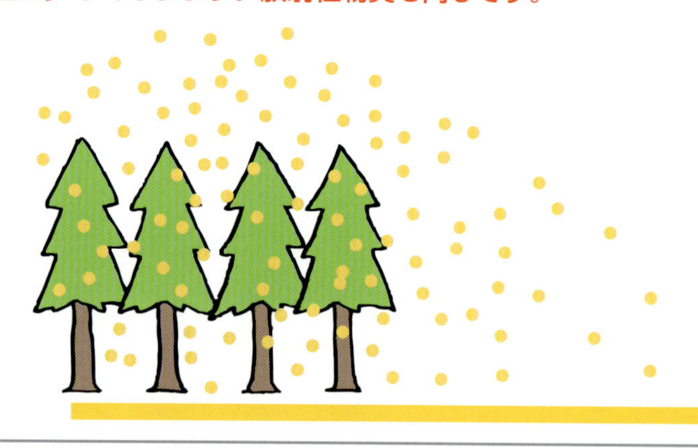

非密封線源に関する内部被曝の５原則

液体や粉状で飛散しやすく密封されていない放射性物質（RI）を扱う場合には汚染の可能性があるので、その取り扱いをきちんとして被曝を防ぎます。

<２Cの原則>　RI の量が多いか、半減期の長い場合

1）Containment（C）：封じ込め。容器に入れて外に出さないようにする。

2）Concentration（C）：集中化。できるだけ１か所に集める。たとえば RI 貯蔵庫、廃棄物保管室などに集める。

<３Dの原則>　RI の量が少ないか、半減期が短い場合

1）Dilution（D）：希釈。液体の場合など希釈して法的に定められた濃度以下として流す。

2）Dispersion（D）：拡散。フード内の空気などわずかな汚染空気は、大量の空気（部屋全体など）と一緒にして拡散放出する。

3）Decontamination（D）：除染。表面汚染などわずかな汚染の場合はふきとるか洗うかして除染する。

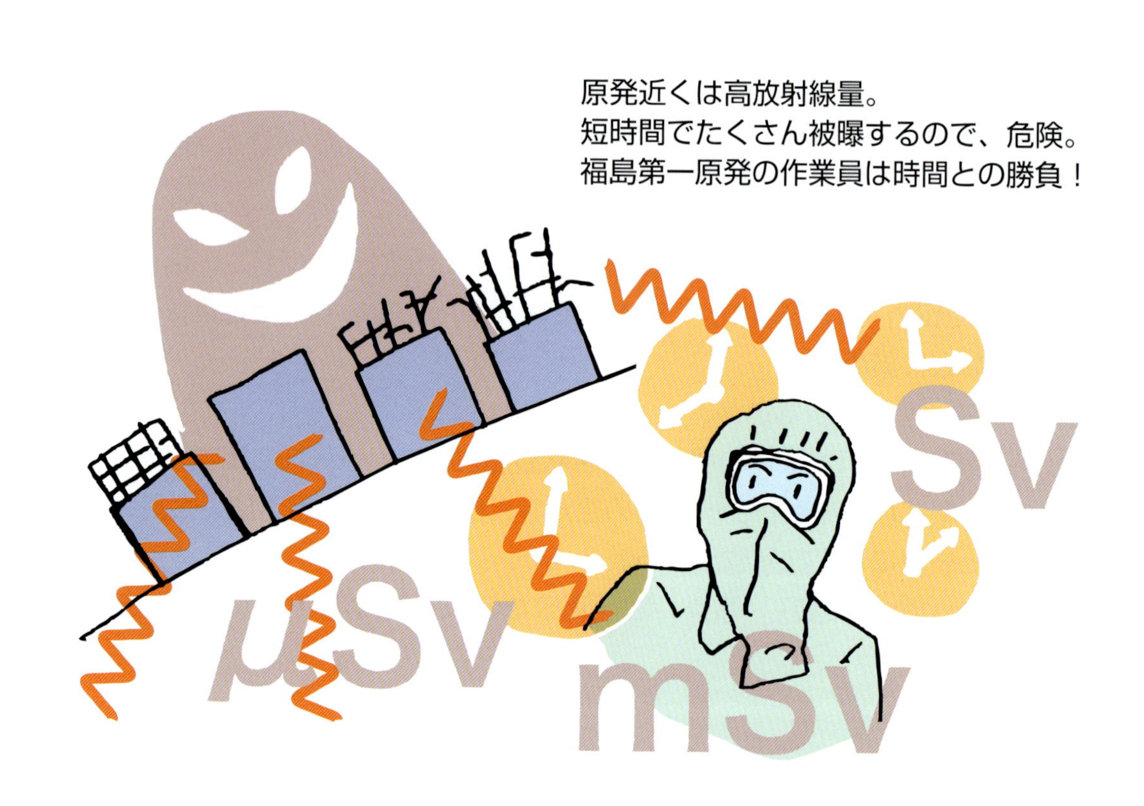
原発近くは高放射線量。
短時間でたくさん被曝するので、危険。
福島第一原発の作業員は時間との勝負！
μSv
mSv
Sv

2011年福島第一原発緊急作業者の外部被曝線量と内部被曝線量の合算

mSv	3月11日			4月11日			5月11日		
	東電社員	協力企業	計	東電社員	協力企業	計	東電社員	協力企業	計
>250	5	0	5	0	0	0	0	0	0
200～250	1	0	1	0	0	0	0	0	0
150～200	1	0	1	0	0	0	0	0	0
100～150	5	0	5	0	0	0	0	0	0
50～100	36	42	78	0	0	0	0	0	0
20～50	182	78	260	0	2	2	0	0	0
10～20	402	263	665	1	18	19	0	1	1
<10	1,096	1,701	2,727	662	2,966	3,588	282	2,739	3,021
計	1,658	2,084	3,742	623	2,986	3,609	282	2,740	3,022
最大（mSv）	590.0	98.5	590.0	18.8	41.8	41.8	0.2	10.1	10.1
平均（mSv）	12.1	6.4	8.9	0.2	0.6	0.5	0.0	0.1	0.1

東京電力プレスリリース福島第一原子力発電所作業者の被ばく線量の評価状況について
Yasui S. J Occup Environ Hyg(2013); 10(12): D163-D171

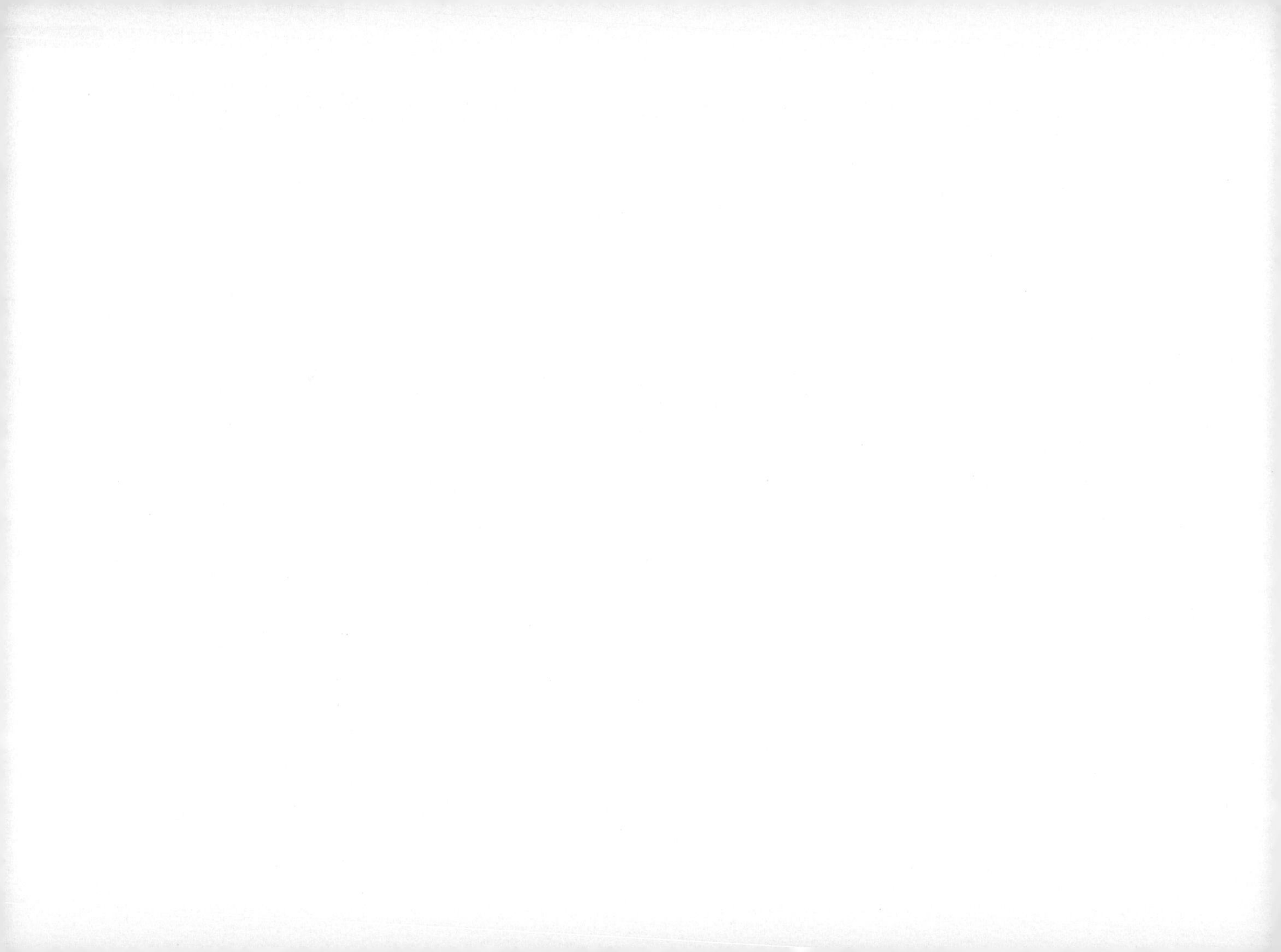

2 日常でみられる放射線被曝

日常で最も被曝する機会があるのは、医療被曝であり、胸のX線写真を撮った経験のある方は多いと思われます。一回の直接撮影で放射線医学総合研究所は0.05mSv、UNSCEARは0.14mSv、間接撮影で0.65mSv被曝するとしており、CTは1か所で6.7～10mSv被曝します。がん治療では10回ほど分けて照射しますが、合計で20～30Gyの照射を加えます。日本では国民一人平均年間3～5mSv被曝するとされています（放医研）。

東京からニューヨークまで往復すると0.2mSv被曝します。

年間被曝線量は2.4mSvが世界平均であり、日本は2.1mSvです。世界には自然放射線量の高い地域があり、ラムサール（イラン）、ガラパリ（ブラジル）、ケララ（インド）では、それぞれ年間10mSv、5.5mSv、3.8mSv被曝しますが、この地域でがんの発生が増えたという報告はありません。

一回被曝で100mSv以下は、原爆被爆者12万人のデータから発がん等の影響はみられていません。急性被曝として、250mSv以下では臨床症状はなく、500mSv以下では重篤な症状が出ず、1,000mSv被曝以上で急性被曝障害が出る線量であり、将来致死がんとなる確率が5%と考えられています。

日常でみられる放射線被曝線量

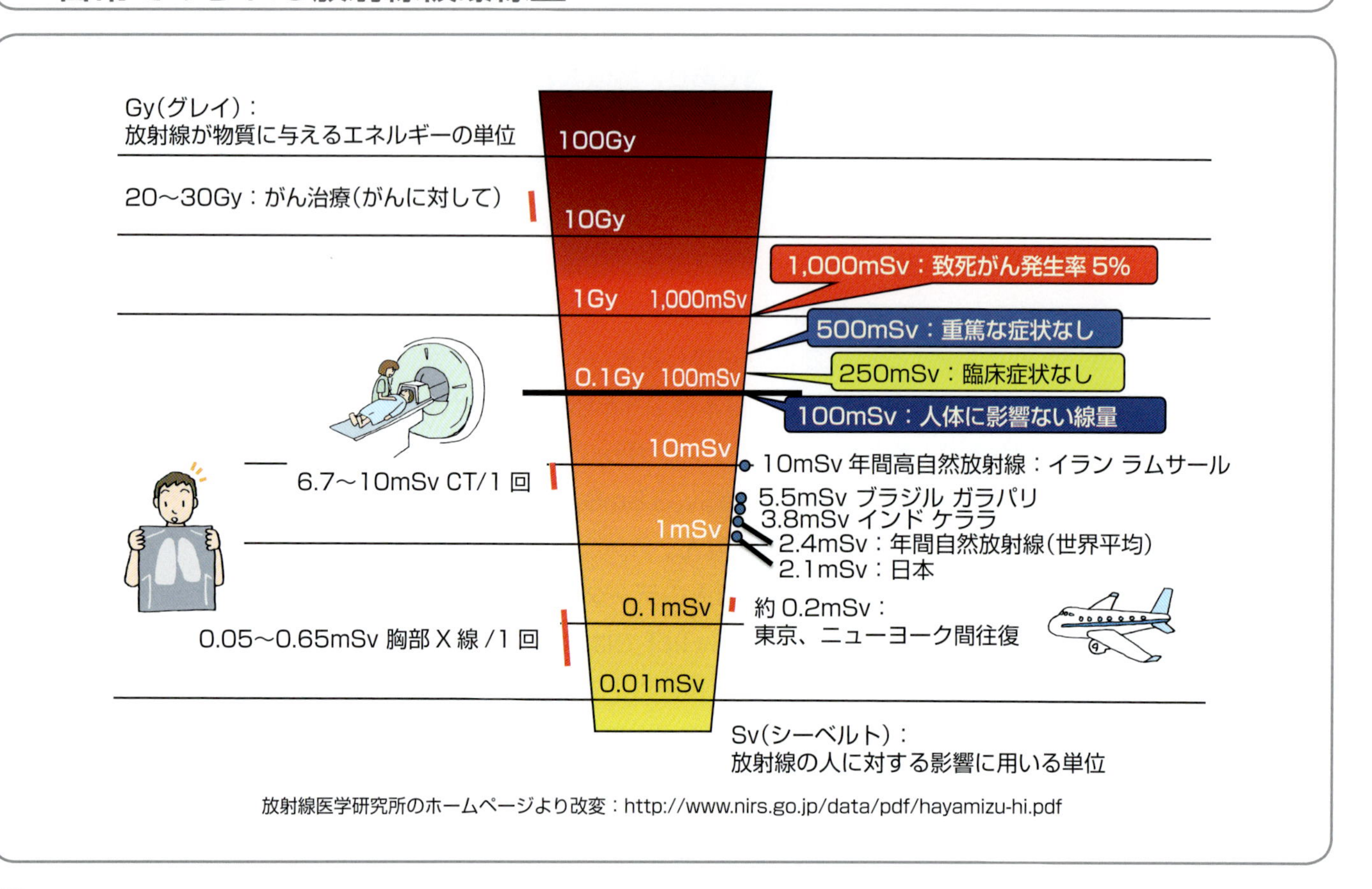

放射線医学研究所のホームページより改変：http://www.nirs.go.jp/data/pdf/hayamizu-hi.pdf

バナナと被曝

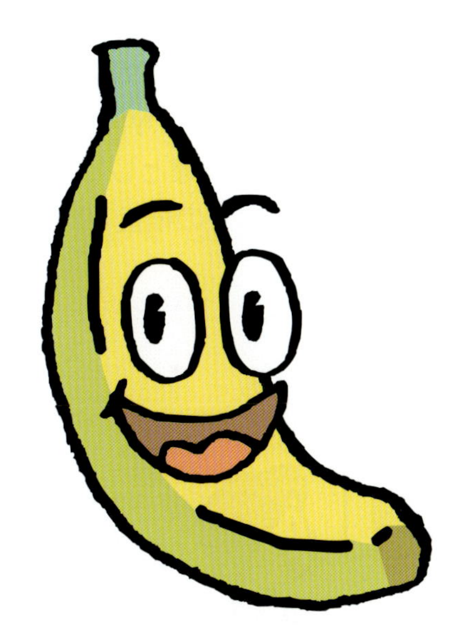

バナナのK（カリウム）含有量 360mg
^{39}K（93.3%）、^{40}K（0.0117%）、^{41}K（6.7%）
放射性物質
半減期 12.8 億年

バナナ 1 本約 20Bq
約 0.1 μSv 被曝します。

^{40}K のせいです。
カリウムは色んな食物に含まれます。

被曝を気にせず食べて大丈夫！

^{40}K は毎日数 10 ベクレル尿から排出
2011 年 6 月末福島の子供の尿から
0.41～1.3 ベクレルの ^{137}Cs
被曝量からすると誤差範囲

a 医療被曝

医療被曝はX線検査が主流であり、各検査の被曝線量は以下の表に示す如くです。

また、核医学検査あるいはラジオアイソトープ検査は、体内に放射性同位元素（放射性物質）を注射して行う検査で、最近では、がん検診としてPET（positron emission tomography、ポジトロン断層法）検査が行われるようになりました。^{18}F という放射性同位元素を用い、全身被曝として7mSvとなります。また最近ではPET-CT検査、つまりPETの後にCTを撮るので、すべての検査で約15～20mSv被曝することになります。MRIは磁気を利用しているので被曝しません。

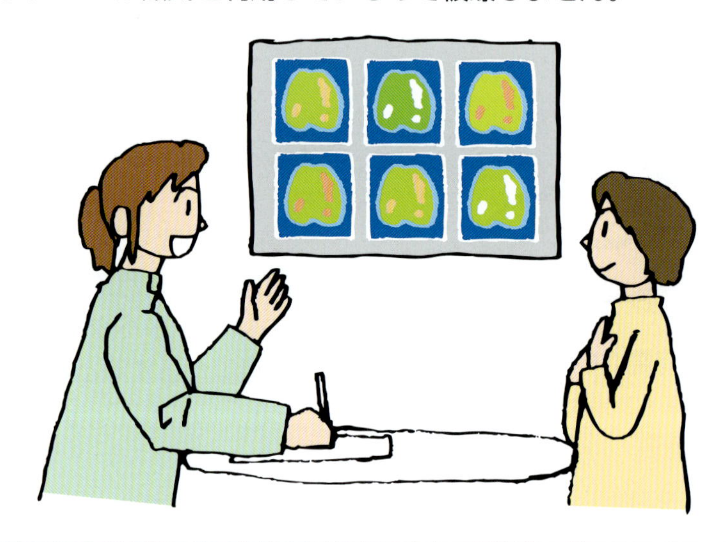

X線検査当たりの実効線量（全身被曝線量）

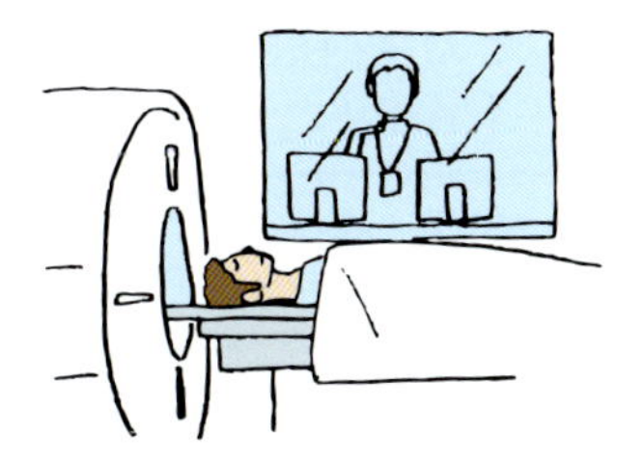

高性能CTだと40あるいは100mSv被曝する

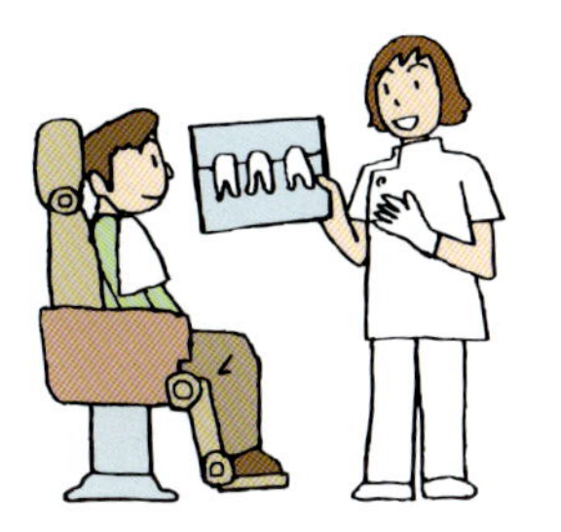

先進工業国の成人平均

検査	mSv（ミリシーベルト）
胸部（直接撮影）	0.14
胸部（間接撮影）	0.65
腰椎	1.8
胸椎	1.4
骨盤・股関節	0.83
腹部	0.5
上部消化管	3.6
下部消化管	6.4
乳房撮影	0.5
CT	8.8
血管撮影	12.0
歯科	0.02

UNSCEAR（原子放射線の影響に関する国連科学委員会）2000の報告

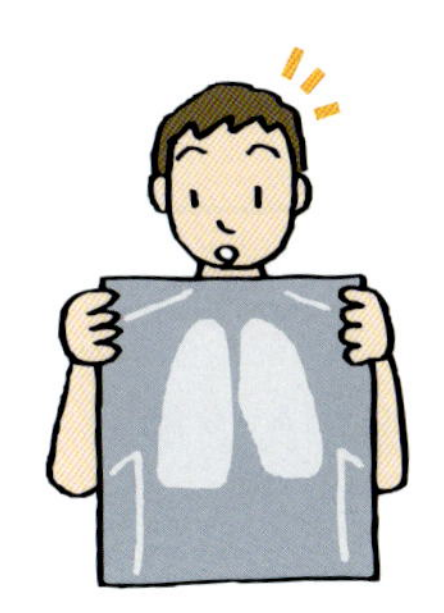

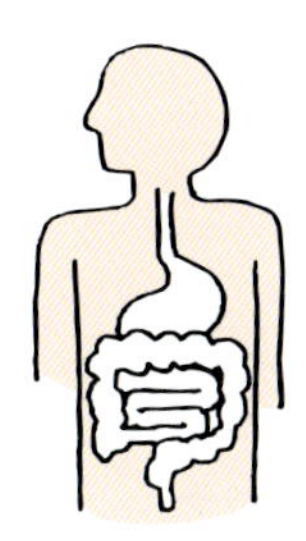

核医学検査および治療における全身被曝量

放射性同位元素（アイソトープ）を用いる検査および治療

検査	核種	使用量 (MBq)	おおよその全身被曝量 (mSv)
甲状腺シンチ	ヨウ素 123（^{123}I）	3.7	0.814
甲状腺がん治療	ヨウ素 131（^{131}I）	1,850 ～ 7,400	約 2,000mSv を限度（甲状腺には 50 ～ 200Sv）
甲状腺機能亢進症治療	ヨウ素 131（^{131}I）	111 ～ 370	70 ～ 100（甲状腺には 50Sv）
PET	フッ素 18（^{18}F）FDG	370	7
骨シンチ	テクネシウム リン酸塩（^{99m}Tc）	370	3
心筋シンチ	タリウム（^{201}Tl）	74	17
腫瘍シンチ	ガリウム 67（^{67}Ga）サイトレイト	74	9

MBq（メガベクレル）：100 万 Bq

b 高自然放射線地域

世界の高自然放射線地域における大地放射線量

地域	平均値（mSv/年）	線量範囲（μSv/h）	最高値（mSv/年）
ラムサール（イラン）	10.2	0.2 ～ 8.0	260
ガラパリ（ブラジル）	5.5	1 ～ 130	35
ケララ（インド）	3.8	0.09 ～ 15	35
陽江（中国）	3.5	−	5.4

UNACEAR 1993 report

c 宇宙飛行士の被曝限度

● c)-1 宇宙飛行士の生涯実効線量制限値 ●

初めて宇宙飛行を行った年齢	男性（mSv）	女性（mSv）
27 ～ 29 歳	600	600
30 ～ 34 歳	900	800
35 ～ 39 歳	1,000	900
40 歳以上	1,200	1,100

宇宙航空研究開発機構（JAXA）
国際宇宙ステーション搭乗宇宙飛行士の放射線被曝管理指針
第 3 章第 13 条

c)-2 国際宇宙ステーション搭乗宇宙飛行士の組織等価線量制限値

組織・臓器	1 週間 (mSv)	1 年間 (mSv)	生涯 (mSv)
骨髄	―	500	―
水晶体	500	2,000	5,000
皮膚	2,000	7,000	20,000
精巣	―	1,000	―

宇宙航空研究開発機構（JAXA）
国際宇宙ステーション搭乗宇宙飛行士の放射線被曝管理指針
第 3 章第 13 条

c)-3 ISSの飛行運用基準に定められた線量制限値国際共通被曝限度

被曝期間	骨髄 (mSv)	水晶体 (mSv)	皮膚 (mSv)
30 日間	250	1,000	1,500
年間	500	2,000	3,000

d 法令で定められている労働者の線量限度

● d)-1 放射線業務従事者の線量限度 ●

法令で定められている線量限度：

放射線障害防止法

労働安全衛生法電離放射線障害防止規則

Ⅰ．実効線量限度（**全身被曝**として）

100mSv/5年（ただし、年当たり50mSvを超えないこと）

Ⅱ．等価線量限度（**組織や部位**に対して）

- 目の水晶体　150mSv/年
- 皮　膚　500mSv/年
- 妊娠可能な女子の腹部　5mSv/3月
- 妊娠中の女子の腹部表面　2mSv

内部被曝（妊娠を申告してから出産まで）　1mSv

● d)-2 緊急時被曝線量限度 ●

ICRP（国際放射線防護委員会）の勧告による緊急時の線量限度

実効線量（**全身被曝**として）：100mSv

一時、福島では　**250mSV**

電離則の特例に関する省令

（厚生労働省令23号）による

平成23年11月1日より100mSvに下げています。

目の水晶体：　300mSv

皮膚　：1,000mSv

● d)-3 福島原発における作業者の線量限度の推移 ●

<table>
<tr><th>2011年
3月14日</th><th colspan="2">2011年
11月1日</th><th colspan="2">2011年
12月16日</th><th>2012年
4月30日</th></tr>
<tr><td rowspan="3">250 mSv</td><td rowspan="2">新しい
作業者</td><td>100 mSv</td><td rowspan="2">・原子炉冷却装置機能維持業務
・放射性物質放出抑制システム業務</td><td rowspan="2">100 mSv</td><td rowspan="3">通常時と同じ
5年間100 mSv
かつ
年間50 mSv</td></tr>
<tr><td>専門業務
250 mSv</td></tr>
<tr><td>11月1日
より前からの
作業者</td><td>250 mSv</td><td>専門業務</td><td>250 mSv</td></tr>
</table>

Shimura T. et al, J Radiat Res (2015); 56(3): 413-421
doi: 10.1093/jrr/rru110

● d)-4 放射線管理区域等での線量限度 ●

1. 放射線管理区域内作業場所
 1 週間で 1 mSv
  就労時間は 1 日 8 時間、週 5 日として、時間当たりに換算すると 25 μSv/h

2. 事業所の境界および事業所内の人が居住する区域
 250 μSv/3 か月
  3 か月は 24 時間×7 日×13 週として、時間当たりに換算すると 0.114 μSv/h

3. 病院または診療所の病室
 1.3mSv/3 か月
  3 か月は 24 時間×7 日×13 週として、時間当たりに換算すると 0.60 μSv/h

4. 管理区域の境界
 1.3mSv/3 か月
  3 か月は 8 時間×5 日×13 週として、時間当たりに換算すると 2.5 μSv/h
  (就労時間のみ放射線が出ると考えます)

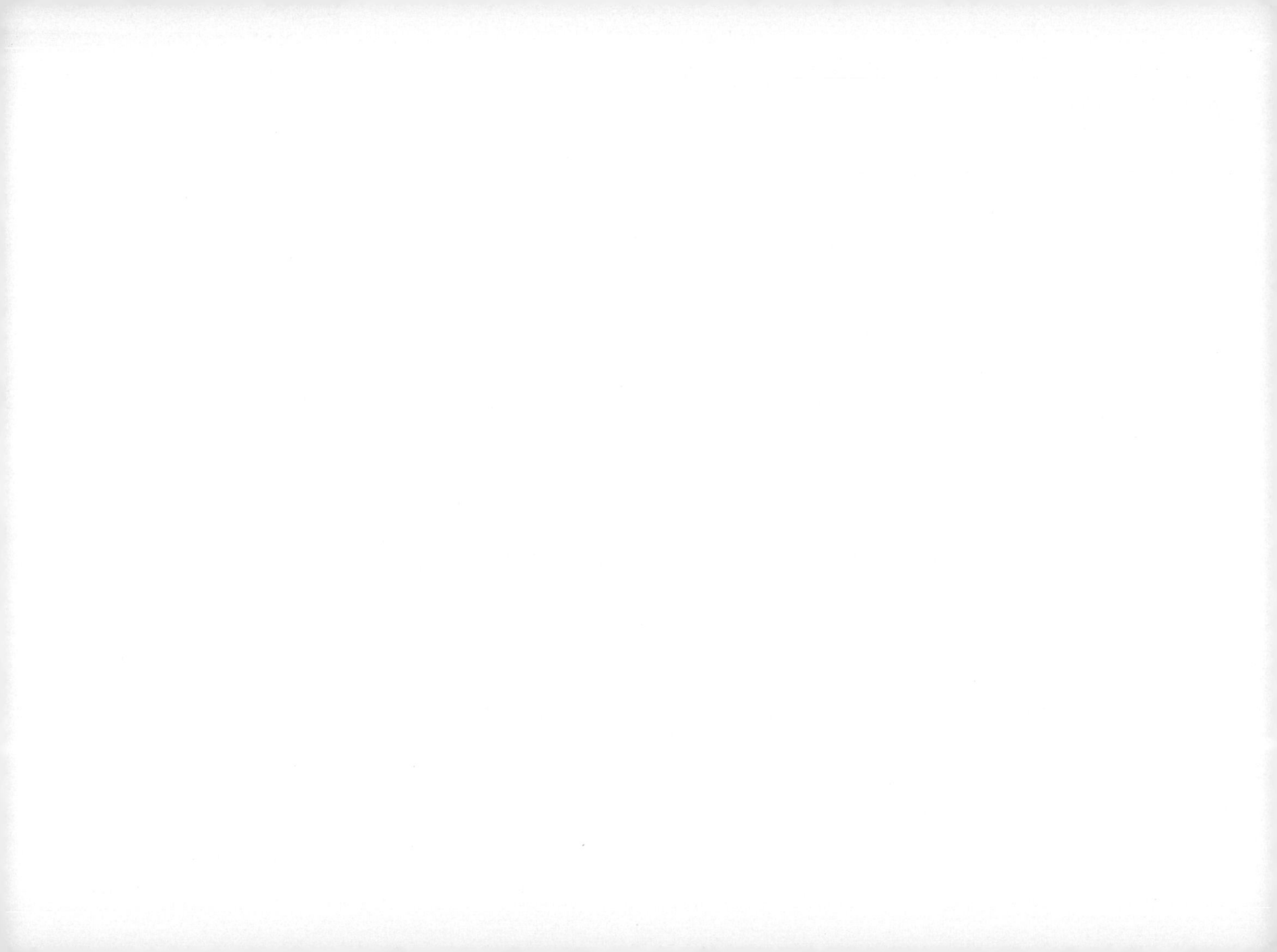

3 福島第一原発事故の概要

福島第一原発事故の場合、原子炉内から放出された放射性物質は、半減期の短いものが多いため、約3か月でほとんどが放射性物質ではなくなると考えられます。

初期はヨウ素131（^{131}I）対策が主な問題でした。実際の放出量は1.6×10^{17}Bqと考えられています。セシウム137（^{137}Cs）は半減期は長いが、土中に入るので、土を掘り返さないかぎり影響は少ないと思われます。実際の放出量は1.5×10^{16}Bqのようです。プルトニウム239（^{239}Pu）およびストロンチウム90（^{90}Sr）の半減期は長いのですが、もともとの生成量が少ないため、原子炉直近以外影響は少ないと考えられます。

次ページの図で示された減衰率は、放出された放射性物質全量の減衰率です。環境中の放射性物質量は、減衰に加え、雨風等による拡散が加わるので、もっと早く減少すると思われます。原子炉周辺で働く人は拡散源に近いので注意が必要です。

平成17年原子力安全基盤機構報告書によると、すべての原子力発電所におけるさまざまなパターンの事故を想定し、放射性物質の放出量、風による放出方向、減衰等が計算され、原発周辺住民の人口分布もあり、事故の影響がシミュレーションされていました。また文部科学省原子力安全課の緊急時迅速放射能影響予測ネットワークシステム（SPEEDI）という放射性物質を予測するシステムは、事故当初存在も知らされず、実際には活用されませんでした。

a 放出された放射性物質

原発爆発で想定されていた当初の放射性物質の放出量

放射性物質	放出量（g）	Bq	実際（Bq）
総量	7.1×10^{3}	1.5×10^{19}	
I-131	1.5×10^{1}	8×10^{16}	1.6×10^{17}
Pu-239	0.0375	1.36×10^{9}	1.0×10^{12}
Cs-137	3.1×10^{3}	1.0×10^{16}	1.5×10^{16}
Sr-90	0.0224	1.4×10^{12}	1.4×10^{14}

原子炉内から放出された放射性物質の減衰率

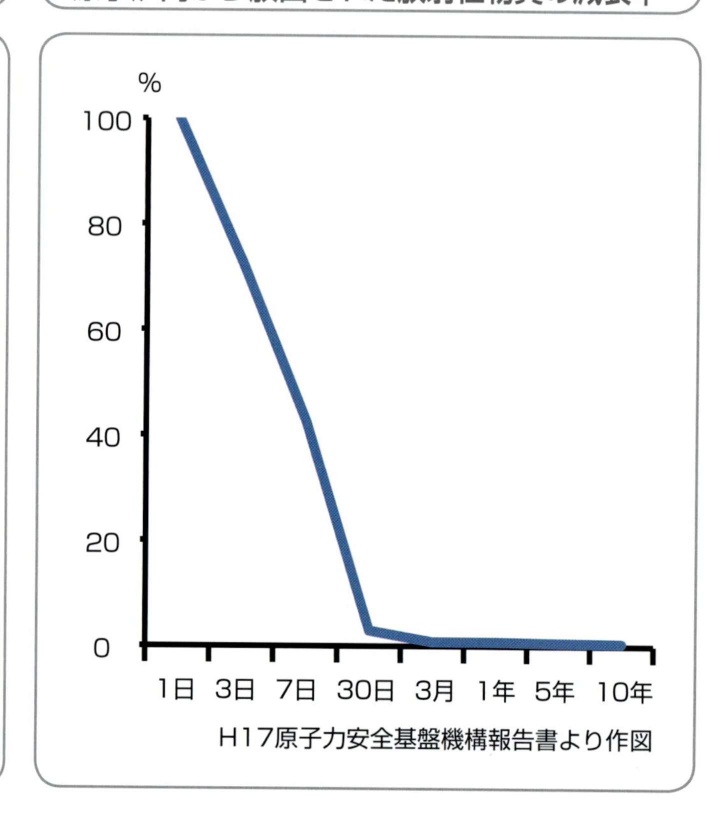

文部科学省および米国DOEによる航空機モニタリングの結果

(東京電力(株))福島第一原子力発電所から約 100km 圏内の線量測定マップ

予測されていた人口分布と風向き

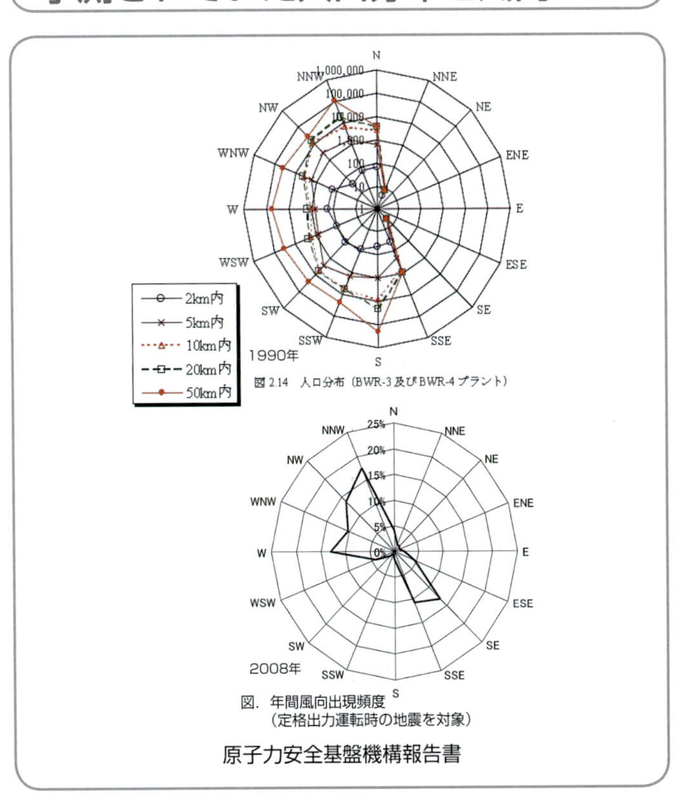

原子力安全基盤機構報告書

核分裂生成物

ウラン235（^{235}U）が熱中性子を吸収して分裂した場合、核分裂生成物として、質量数90～100および135～145の付近の放射性物質が生成されます。平成23年6月3日保安院の報告で、3月11日から15日の間、テルル132（^{132}Te、半減期3.2日）が検出されていた、とありました。**これから未公表のデータが出てくる可能性はあります。遅れる理由は、計測には時間がかかるからです。**

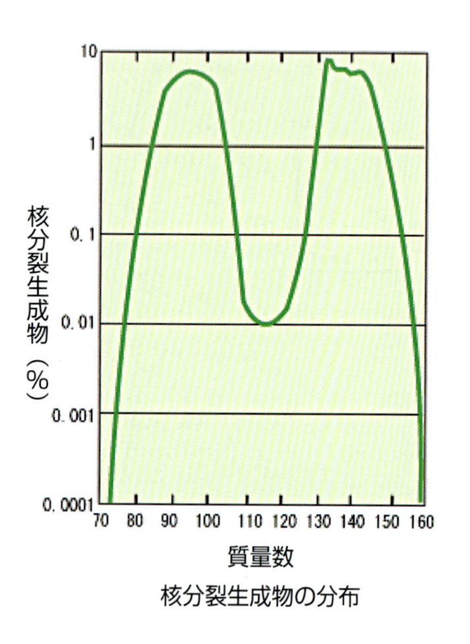

核分裂生成物の分布

主要な核分裂生成物

核種		半減期	核分裂集率(%)
^{85}Kr	クリプトン85	10.8年	0.3
^{89}Sr	ストロンチウム89	51日	4.8
^{90}Sr	ストロンチウム90	28年	5.8
^{131}I	ヨウ素131	8.04日	3.1
^{133}Xe	キセノン133	5.27日	6.6
^{135}Xe	キセノン135	9.1日	6.3
^{134}Cs	セシウム134	2.06年	6.8
^{137}Cs	セシウム137	30年	6.2
^{147}Pm	プロメチウム147	2.64年	2

福島２号機で再臨界？

福島２号機で核分裂の可能性？　再臨界か？

11 月 2 日、放射性キセノンが検出されました。キセノン 133 とキセノン 135 の半減期はそれぞれ 5.27 日と 9.1 日なので、新たな臨界が起こったと考えれましたが、放出量は微量であり、未臨界による放出と考えられています。

未臨界とは中性子がない状態で、自発的に核分裂が起こっている状態です。

臨界とは大量のウランが集まり、中性子がぶつかるとウランが核分裂をし、そこから出てきた中性子により近くのウランを核分裂を誘導し、それをどんどん繰り返してしまう状態になることです。東海村 JCO 事故では、硝酸ウランを作るのに少しずつ混ぜないといけないところを、一気にバケツで混ぜてしまったので、臨界が起こり、2 名の方が大量被曝で亡くなりました。

未臨界と臨界

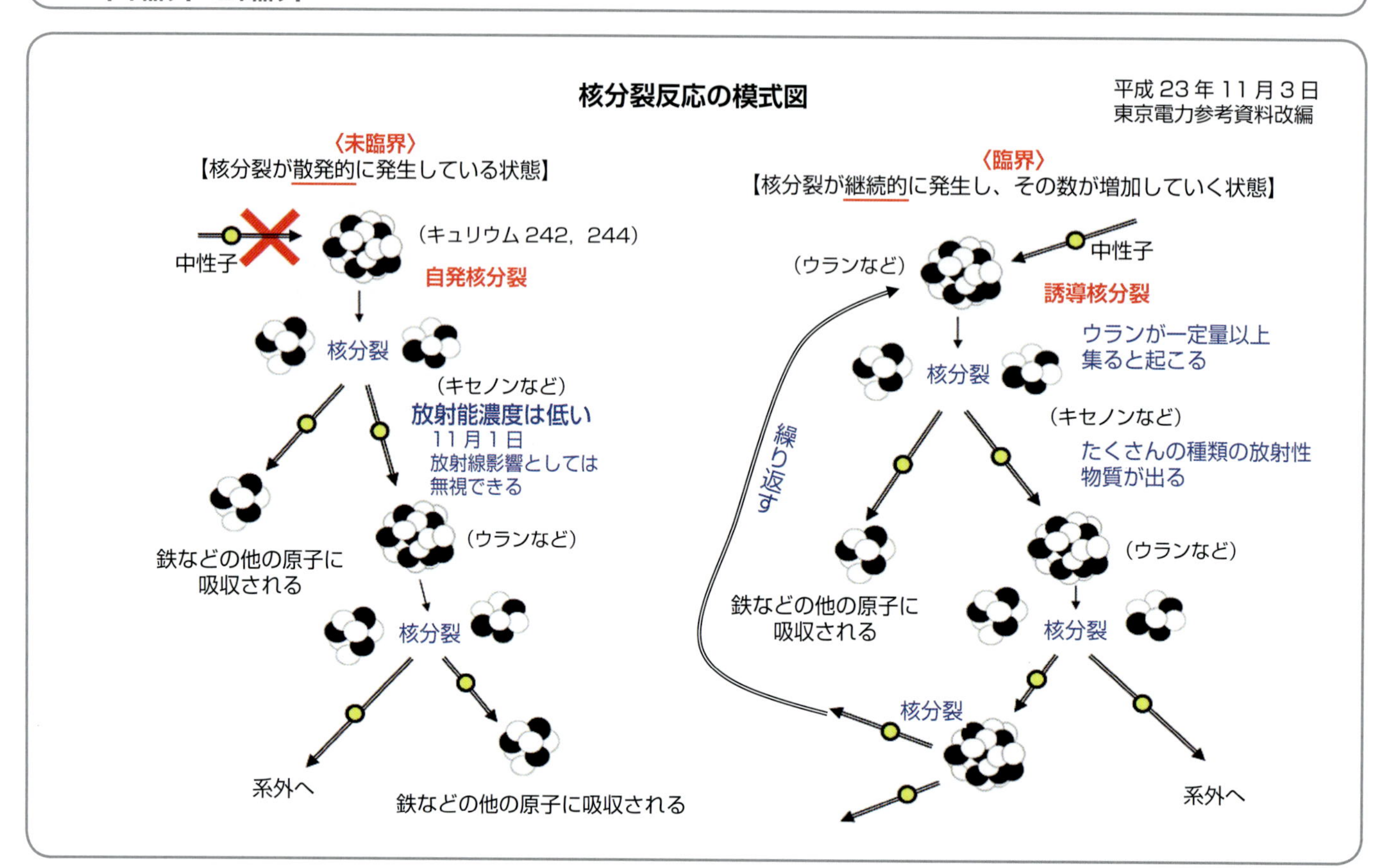
核分裂反応の模式図
平成 23 年 11 月 3 日
東京電力参考資料改編
〈未臨界〉
【核分裂が散発的に発生している状態】
中性子
（キュリウム 242，244）
自発核分裂
核分裂
（キセノンなど）
放射能濃度は低い
11 月 1 日
放射線影響としては
無視できる
鉄などの他の原子に
吸収される
（ウランなど）
核分裂
系外へ
鉄などの他の原子に吸収される
〈臨界〉
【核分裂が継続的に発生し、その数が増加していく状態】
（ウランなど）
中性子
誘導核分裂
ウランが一定量以上
集まると起こる
核分裂
（キセノンなど）
たくさんの種類の放射性
物質が出る
繰り返す
鉄などの他の原子に
吸収される
（ウランなど）
核分裂
核分裂
系外へ

福島第一原発から北側 15km 離れた海底の土 1kg 当たりからの放射性ヨウ素、セシウム

平成 23 年 5 月 4 日

	ベクレル（Bq）	1m 離れた場所で（μSv/h）
ヨウ素 131	190	0.0000124
セシウム 134	1,300	0.000324
セシウム 137	1,400	0.000130

平成 23 年 5 月 24 日文部科学省発表

5 月 10 ～ 12 日採取した宮城、福島、茨城沖 9 か所の表層と水深 100 メートルでの海水に、ヨウ素 131、セシウム 134 および 137 の汚染なし。

平成 23 年 7 月 8 日文科省発表

岩手、宮城両県海底土から 1kg 当たり 24 ～ 1,380 ベクレルの放射性セシウム検出。

環境測定と健康被害

風により放射性物質が運ばれるので、20km や 30km 圏というくくりでなく、これからは**環境測定**という観点で、実測値を測り線量の認知を行っていくことが重要になってきます。

20km や 30km 圏であっても、マイクロシーベルト毎時（μSv/h）の線量を**即、健康被害と結びつけて考える必要はありません。**

積算線量の表示は環境線量の値として重要ですが、健康被害と直結しない情報なので、あまり意味があるとは思えません。

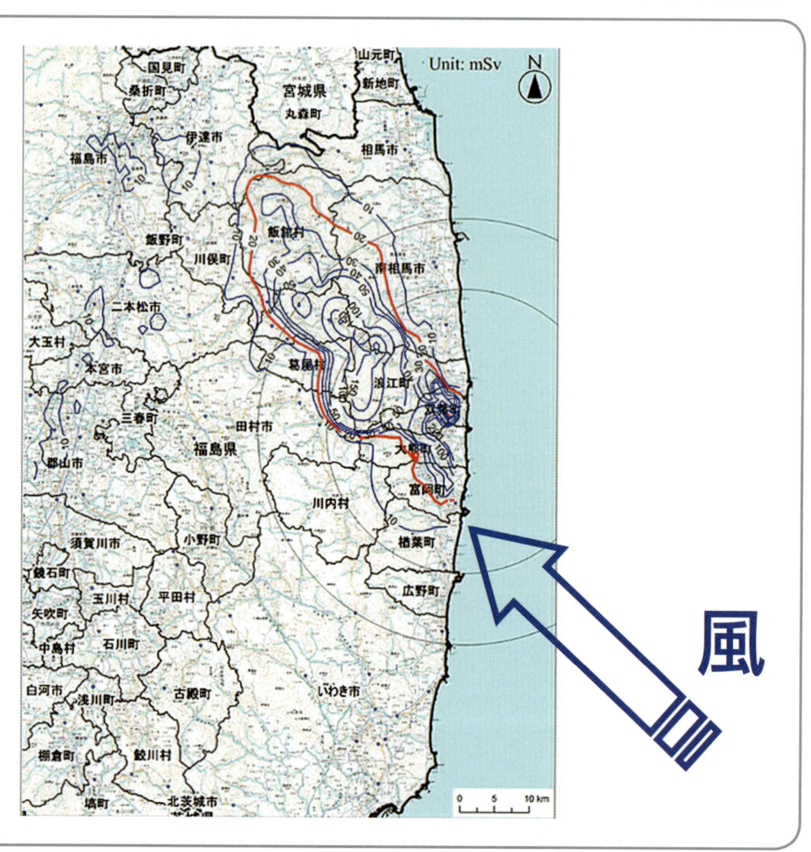

ヨウ素 131 とセシウム 137

ヨウ素 131（^{131}I） 半減期　8.04 日

β（ベータ）線を放出して、キセノン 131（^{131}Xe）となり、γ（ガンマ）線が放出されます。1 × 10^{9} kg のウラン 238（^{238}U）の自発核分裂によって 4.6 × 10^{18} ベクレル（Bq）生じます。

チェルノブイリで子供の甲状腺がん増加が問題となりました。

セシウム 137（^{137}Cs） 半減期　30.1 年

β（ベータ）線を放出してバリウム 137（^{137}Ba）となるが、94.4%はバリウム 137m（^{137m}Ba）を経由します。バリウム 137m からγ（ガンマ）線が放出されます。1 × 10^{9}kg のウラン 238（^{238}U）の自発核分裂によって 6.3 × 10^{15} ベクレル（Bq）生じます。

チェルノブイリ原発事故では、セシウムによる健康被害の報告はありません。

ヨウ素 131 とセシウム 137 は、原子炉で最も発生しやすい放射性物質の仲間であり、揮発性で水に溶けやすく、飛散しやすい。

プルトニウム 239

プルトニウム 239（^{239}Pu）半減期　2.41 万年

原子炉を運転すると、プルトニウム 239 が生成しα（アルファ）線を放出して、ウラン 235（^{235}U）となります。α線による内部被曝が問題になります。α線は 1Gy のエネルギーで 20Sv の影響になります。

体内に取り込まれる経路は主に吸入です。経口摂取しても消化管からほとんど吸収されません。生物学的半減期は、骨で 50 年、肝臓で 20 年、生殖腺ではさらに長いと考えられています。

プルトニウムの比放射能（重さ当たりの放射能の強さ）はウランよりも約 10 万倍強いです。しかし、原子炉で生成される放射線同位元素の中でプルトニウムの割合は非常に少なく、その放射能が占める割合は 0. 数%に過ぎません。また半減期が長いので、プルトニウムの崩壊（放射性崩壊）が起こりにくく、結果として**放射能は著しく低くなります。**

ビーグル犬を用いた実験では、発がん性は高かったです。

ヒトの場合、プルトニウム吸入した者で発がん例はありません。

プルトニウム 239 は、非常に重い物質なので爆発でもない限り、広範囲に飛散しない。

ストロンチウム 90

ストロンチウム 90（^{90}Sr）半減期　29.1 年

β（ベータ）線を放出してイットリウム 90（^{90}Y、2.67 日）となり、イットリウム 90 もベータ崩壊してジルコニウム 90（^{90}Zr）となります。ウラン 238（^{238}U）の自発核分裂などによって生じますが、生成量は少ないです。チェルノブイリ原発事故ではストロンチウム 90 の放出量は、セシウム 137（30.1 年）に比べて少なかったです。

ストロンチウムはカルシウムと似た性質で、体内に取り込まれると骨に長く沈着します。またイットリウム 90 が出すβ線はエネルギーが強いため、健康影響は大きいです。

> ストロンチウムは原発からの放出は非常に少ない。揮発性化合物をつくりにくく、排気中には含まれない。問題になるなら再処理工場からの放出で海洋汚染。

放射性ストロンチウムが約 462 兆ベクレル海に流出という報道がありました。東北大学農学部水産資源生態学某教授が、「骨までまるごと食べるコウナゴやシラス等への蓄積に特に注意する必要がある」とコメントしています。

ストロンチウム 90（半減期 28.74 年）だけだと、約 462 兆ベクレルは約 90.6g となります。しかし、放射性ストロンチウムには Sr-89（半減期 50.53 日）もあり、長く残る Sr-90 の総量は 90g よりかなり少ないです。実際に原発が爆発したときには、Sr-90 は Sr-89 の 10 分の 1 倍しか生成されていないので、残っている放射性ストロンチウムは Sr-90 で約 9g 程度と考えられます。

ベクレルで表現するととても大きな値になってしまいます。約 9g の放射性ストロンチウムが大海原に拡散されて食物連鎖で人への影響がどの程度出ると想像されますか？

横浜でストロンチウム 90 検出

平成23年10月12日、福島第一原発から約250km離れた横浜市港北区のマンション屋上の堆積物から、1kg 当たり 195 ベクレルのストロンチウム 90（^{90}Sr）が検出されたと報道されましたが、原発事故由来かどうかはっきりしていません。仮にこのストロンチウム 90 の付着した堆積物を 1kg 経口摂取したとすると、5.46 μSv 被曝したことになります。

しかしながら、米ソ核実験以来、ストロンチウム 90 は日本に降りそそいでいました。チェルノブイリ原発事故の際もストロンチウム 90 は増加しました。福島第一原発事故により、ストロンチウム 90 の月間降下量は、一時的に核実験の時よりも遥かに超える量が測定されました。その後、急速に減少しています。

セシウム 137 も日本では以前から検出されていました。福島原発事故後一時的に増加しましたが、こちらはほぼ通年通りのレベルになっています。

環境における人工放射能 50 年：^{90}Sr と ^{137}Cs の月間降下量

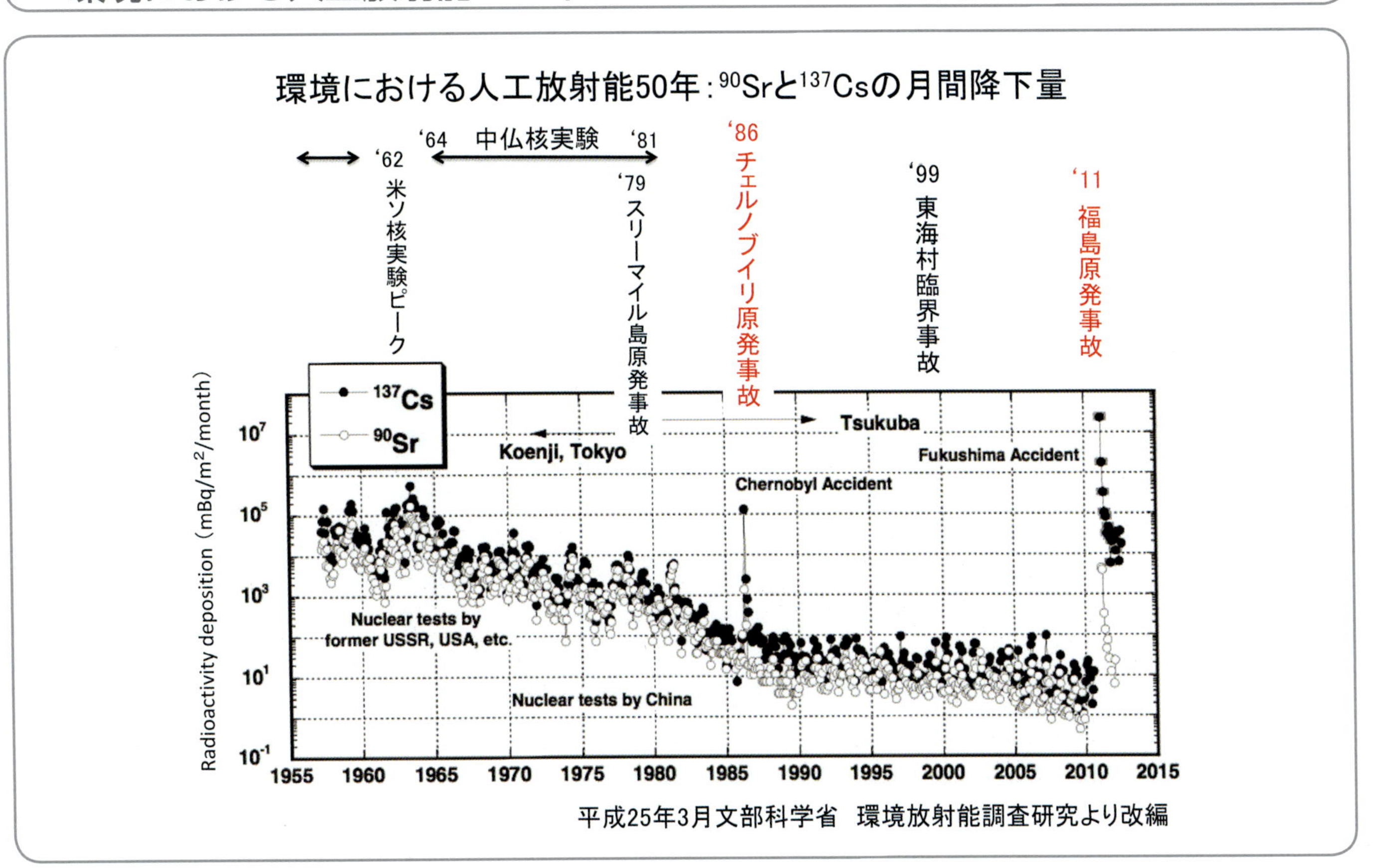

b チェルノブイリ原発事故との比較

1986 年 4 月 26 日、外部電源喪失を想定し、タービン発電機の慣性のみでどの程度発電できるかという非常用発電系統の実験を行っていました。この実験中に制御不能となり、炉心が融解、水蒸気爆発*および水素爆発**が起こり、放射性物質が飛散しました。不幸なことに、格納容器がなかったので、外界へどんどん拡散していきました。さらに中性子の減速に黒鉛を使用したため、黒鉛が 10 日間燃え続けました。推定放射性物質排出量は 520 万 TBq です。事故は 3 日間発表されず、大統領発表も 1 週間後でした。1986 年 5 月 1 日（チェルノブイリ原発事故後 5 日目）における原発周辺の空間線量は、最高で毎時 3,000 μ Sv（3mSv/h）を超える地域が存在していました。また、170 μSv/h を超える地域も多数存在していました。放射性ヨウ素を含む牛乳やキノコが出回り、放射性ヨウ素による被曝線量は 50 ～ 2,000mSv であり。甲状腺がんが多発しました。

2011 年 3 月 12 日福島第一原発事故直後、発表がありました。制御棒も作動し、格納容器がありましたが、推定放射性物質排出量は原子力研究機構によると 57 万 TBq です。浪江町赤宇木地区で最高値 170 μSv/h を示しました。放射性ヨウ素を含む牛乳は出回っていません。放射性ヨウ素による被曝線量の検査が、0 ～ 15 歳の子供に行われました。45%は検出されましたが、その 99%は 0.04 μSv/h 以下でした。最高値が 1 歳の子で 0.1 μSv/h でした。この程度の被曝だと、将来甲状腺がんが発生する可能性は低いと思われます（平成 27 年までの甲状腺がん発症状況に関しては p99 より記述）。

＊水蒸気爆発
原子炉内の水の中に、非常に高温となったジルコニウム等の熱い細粒物質が触れ、急激に水が気化し発生する爆発現象。

＊＊水素爆発
燃料棒外側の金属（ジルコニウム）が高温となり水と反応すると水素が発生。

Zr（ジルコニウム）＋ $4H_2O$（水）→ Zr（OH）4 ＋ $2H_2$（水素）

水素ガスはきわめて引火しやすく、十分な量の水素が空気と混ざると、空気中の酸素と急速に反応して発生する爆発現象。

チェルノブイリ原発周辺の空間線量

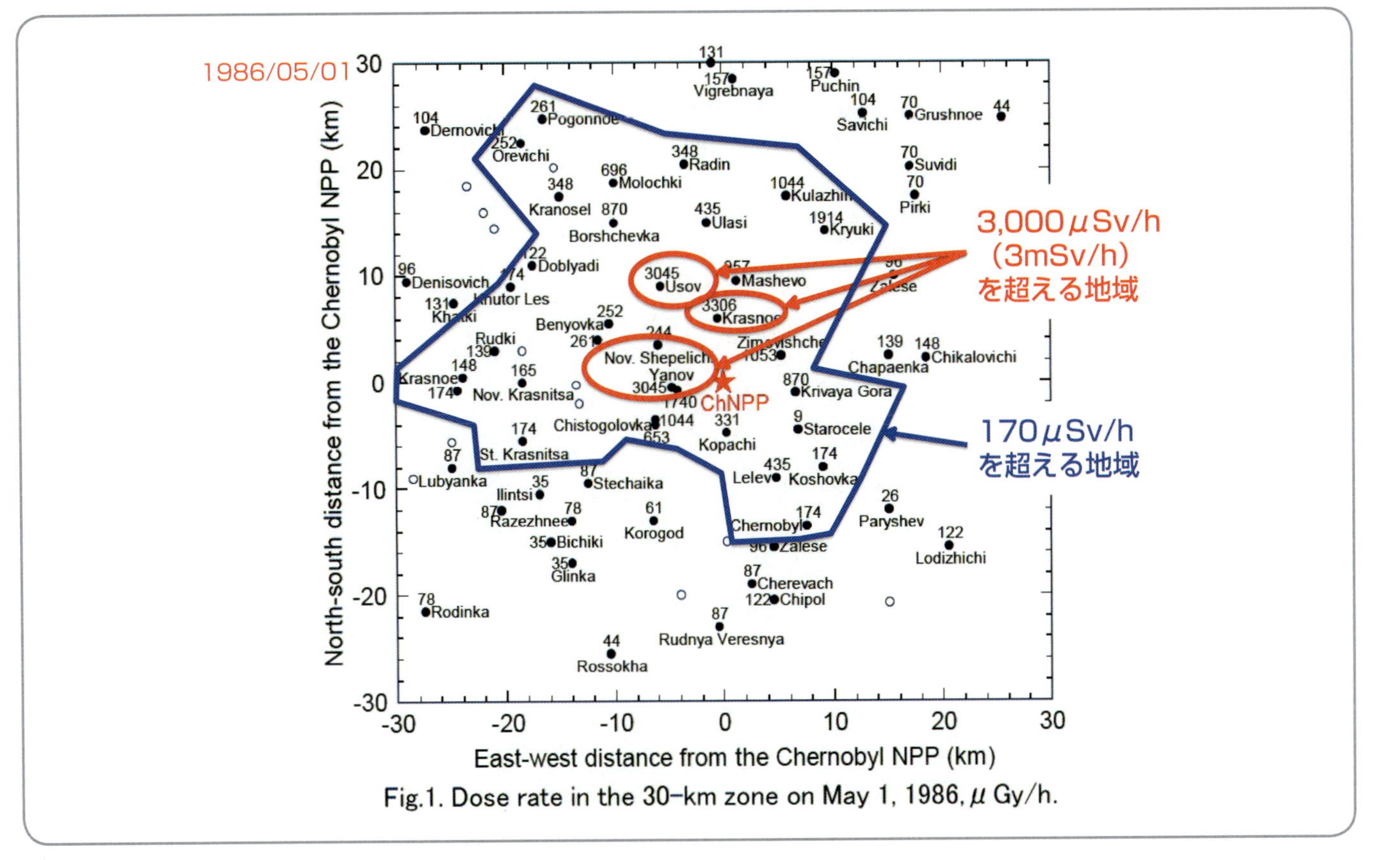

Fig.1. Dose rate in the 30–km zone on May 1, 1986, μ Gy/h.

福島原発周辺の空間線量

2011/3/12大気中放射線量（μSv/h）
福島24.24
飯舘44.70
南相馬5.15
浪江町赤宇木
170μSv/h
郡山4.05
いわき5.72
伊達
相馬
福島
霊山
川俣
二本松
本宮
郡山JCT
田村
葛尾
大滝根山
浪江
大熊
常磐富岡
富岡
郡山
須賀川
小野
東北道
石川
白河
棚倉
那須
塙
矢祭
いわき
いわき勿来

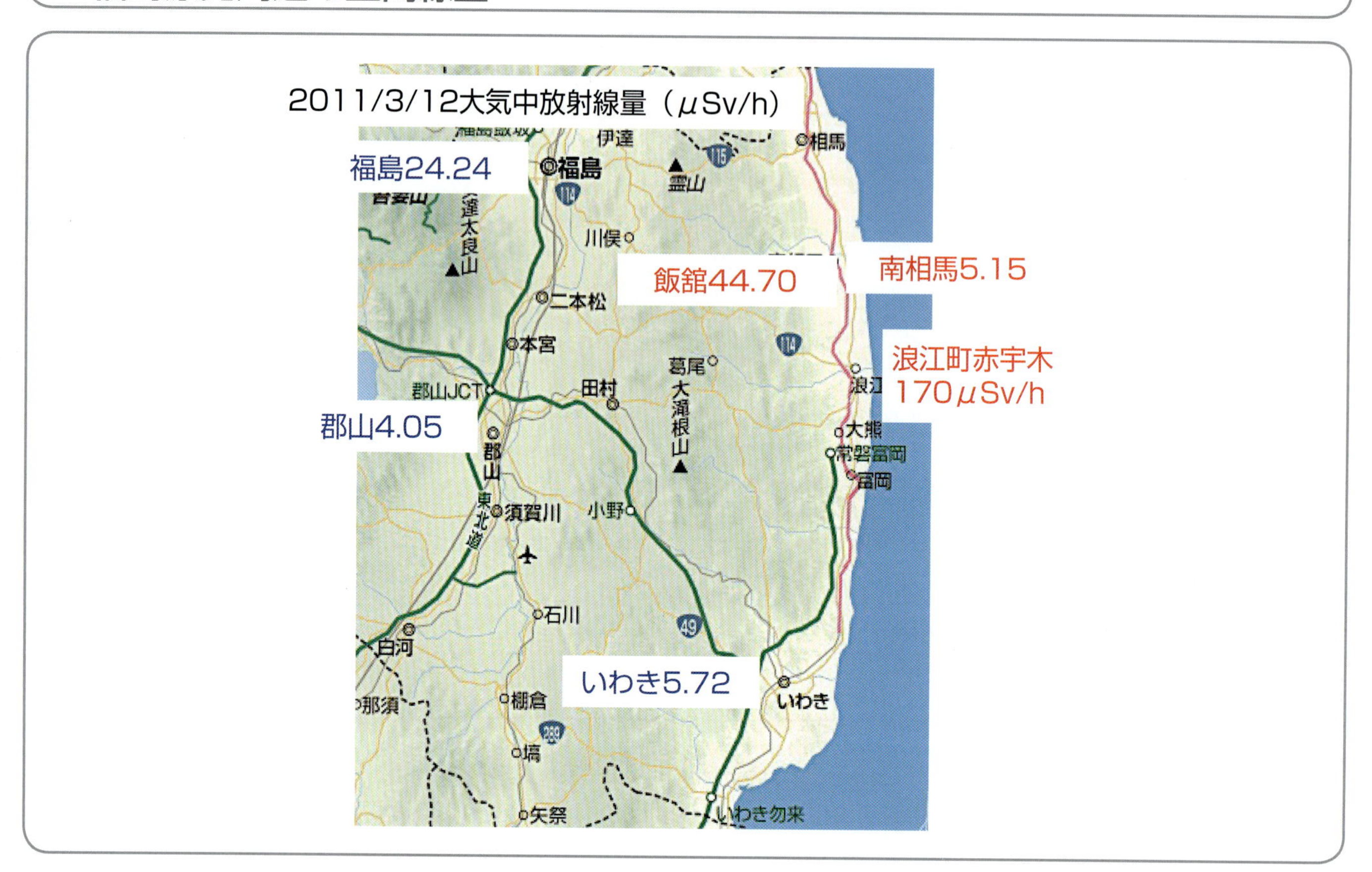

チェルノブイリと福島原発事故の違い

	チェルノブイリ 1986年4月26日	東電福島第一 2011年3月11日
原子炉	黒鉛減速沸騰軽水圧力管型	沸騰水型
格納容器	なし	あり
初動状態	制御棒抜いたまま	制御棒挿入された
推定放射性物質排出量	520万TBq	57万TBq
爆発後発表	3日間発表せず 大統領公式発表は1週間後	即日
事故直後空間線量最高値	3,306 μSv/h	170 μSv/h
放射性ヨウ素を含む牛乳	出回る	出回ってない
放射性ヨウ素による被曝線量	50～100mSvから2,000mSv	0.01から0.1 μSv/h * （1,080人のうち45%）
甲状腺がん	6,848人 （事故当時18歳未満）	?
甲状腺がんによる死者	15人（0.22%）	?

＊3月24～30日：いわき市と川俣町、飯舘村で0～15歳の子どもを対象に実施
99%の子供は0.04 μSv/h以下、50mSv預託線量当量　原子力安全委員会

チェルノブイリ原発で急性放射線症で入院した人の被曝結果

患者数	集団推定線量（Gy）	死者数
21	6 ～ 16	20
21	4 ～ 6	7
55	2 ～ 4	1
計 97		28

【出典】OECD/NEA（編）：チェルノブイリから 10 年ー放射線・健康影響ー
原子力資料 No.289，日本原子力産業会議（1996 年 7 月），p44

チェルノブイリ原発事故で急性被曝し、入院した 97 名のうち、28 名が死亡しました。集団推定線量とは 21 名が 6 ～ 16Gy 被曝したことです。その 21 名のうち、20 名が亡くなりました。他の 21 名の集団推定線量は 4 ～ 6Gy で、うち 7 名が死亡しました。また 55 名で 2 ～ 4Gy 被曝した集団からは 1 名が死亡しています。

チェルノブイリ事故 25 年ロシアにおけるその影響と後遺症の克服についての総括および展望 1986 ー 2011 より、最終章『結論』では、2011 年までにさらに 22 人が急性放射線症で死亡と報告されています。

UNSCEAR の報告では、急性被曝症候群に陥ったのは 134 名で、被曝量の最高値は 13.7Sv とされています。

チェルノブイリ事故と健康被害予測

チェルノブイリ原発事故後、放射線による影響で今後 80 年間に死亡するであろうという予測が報告されました。原発 30km 圏内あるいは高度汚染地域に居住していた約 60 万人のうち、4,000 人ががんにより過剰に死亡するとされています。0.67%です。しかしながら、チェルノブイリ原発事故後 25 年間で、甲状腺がんは増加しましたが、白血病を含むがんは出ていません。セシウムが半減期 30 年で、高度汚染地域は現在もありますが、セシウムによる健康被害は報告されていません。どのように過剰死亡数を予測したか知り得ませんが、かなり多めに予測されていると思われます。

チェルノブイリ原発事故後、**妊婦の堕胎例**が急増しました。胎児に影響がない線量であるにもかかわらず、全ヨーロッパで 10 万件の堕胎例があったようです。福島第一原発事故後でも、堕胎を促した医師がいるようです。一部マスコミやインターネットでは、多数の奇形発生があると出ましたが、奇形発生が起こる胎児の被曝時期や被曝線量が考慮されておらず、放射線と奇形発生の因果関係には疑問の持たれるものでした。

チェルノブイリ事故による死亡者数の推定

国際がん研究機関〔IARC、世界保健機関（WHO）の付属組織〕の Cardis らによる推定
（事故後 80 年間の過剰死亡数）

1. 緊急の事故処理に当たった作業者
   チェルノブイリ原子力発電所から 30km 圏内に居住し事故後避難した避難民
   避難はしなかったが旧ソ連の高度汚染地域に居住していた人
   計約 60 万人を対象
   事故により増加するがん死亡は約 4,000 人と推定　0.67%
2. 旧ソ連の（高度汚染地域を除いた）汚染地域の居住者を含めて
   約 740 万人を対象
   事故により増加するがん死亡は約 9,000 人と推定　0.12%
3. 最近の報告では、推定対象をヨーロッパ全体 5.7 億人に広げた場合
   過剰死亡の数は約 16,000 人と予測されている　0.003%

● Cardis E. et al, Estimated long term health effects of the Chernobyl accidents, Proceedings of the International Conference, One Decade after Chernobyl, Summing up the Consequence of the Accident, Vienna（1996）; 241-279
● Cardis E. et al, The Cancer Burden from Chernobyl in Europe(2006), http://www.iarc.fr/chernobyl/briefing.php

チェルノブイリ原発事故後の妊婦堕胎例

1986 年 4 月チェルノブイリ原発事故後の妊婦堕胎例

1. キエフ市民：死の灰を浴びたので、ある妊婦は胎児影響を心配

死の灰：^{131}I、^{137}Cs

ハンガリーで放射能検査

甲状腺には高い値、胎児影響はないレベル

にもかかわらず

中絶

2. ハンガリー：1986 年 5 ～ 6 月早産の割合が 10.7%に増加
   それ以外の月は平均 9.75%
   ハンガリーでのそのときの被曝は 0.1mSv/ 月
   母親の放射線に対する恐怖心が胎児に影響
3. ギリシャ：堕胎例数千件、1986 年の被曝量 0.6mSv/ 年
4. 全欧州：胎児の奇形を恐れて 10 万人以上の母親が堕胎した
   被曝量は 0.001 ～ 2mSv/ 年

日本でこんなことが起こらないように祈ります！

近藤宗平著 「人は放射線になぜ弱いか」BlueBacks 講談社より

チェルノブイリ原発周辺のセシウム 137 汚染マップと福島原発 300km 圏

チェルノブイリ原発事故事故後３年を過ぎて、チェルノブイリ周辺のセシウム 137 汚染マップが示されています。最も高い地域で 1 ～ 5Ci/km^2（555kBq/m^2）以上でした。もし、555kBq/m^2 の地域に住んでいたとしたら、空間線量は 1.1 μSv/h と換算できます（IAEA の係数を用いて）。その後その地域に 1 か月滞在で 0.55mSv、2 か月で 0.97mSv、50 年で 72mSv 被曝と計算されます。

日本において福島第一原発から 300km 圏は、北は秋田、岩手、西は佐渡島、南は神奈川等が含まれます。チェルノブイリ原発事故に比べて約 10 分の 1 の放射性物質の放出であったことを考えると、チェルノブイリ周辺のセシウム 137 汚染よりも日本の場合は汚染レベルは低く、50 年にわたる積算被曝量もかなり低くなると思われます。

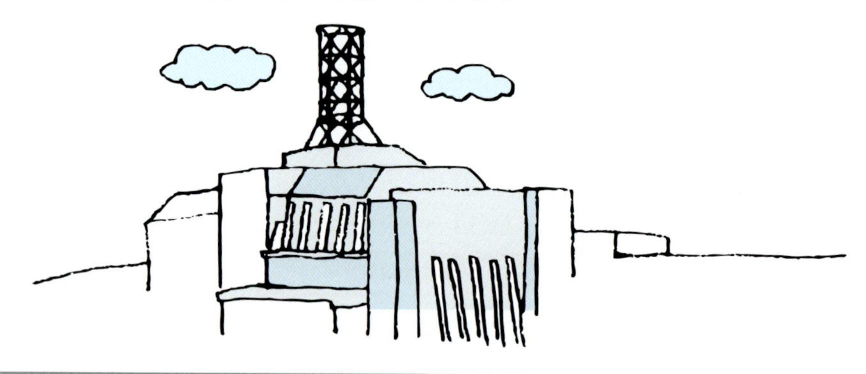

1989年春頃チェルノブイリ周辺のセシウム137汚染地図

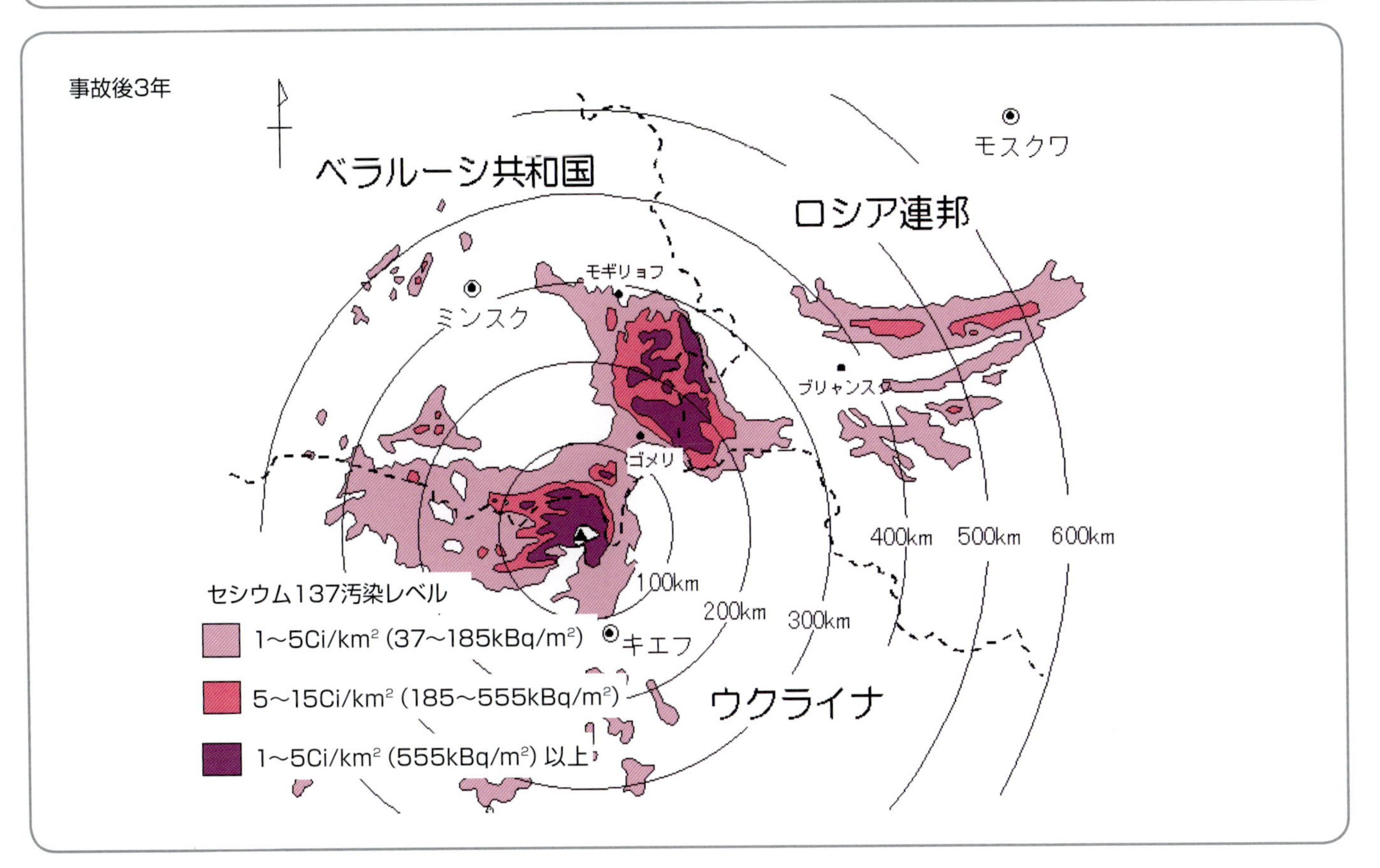

日本のセシウム 134、137 の地表面沈着量

文部科学省がこれまでに測定してきた範囲（11 月 11 日改訂版）および愛知県、青森県、石川県、および福井県内の地表面におけるセシウム134、137の沈着量の合計。

平成 24 年 3 月 13 日文部科学省発表
各放射性物質による土壌汚染距離

	チェルノブイリ	日本
Cs-137 >148 万 Bq/m²	250km	32.5km 浪江町
Cs-137 >4 万 Bq/m²	1700km	250km (>3 万 Bq/m²) 群馬長野県境
Sr-90	30km 圏内 （111,000Bq）	4.9km （5,700Bq）
Pu-239, 240	30km 圏内 （3,700Bq）	8km （15Bq）

土壌汚染距離はチェルノブイリの約 7 ～ 8 分の 1

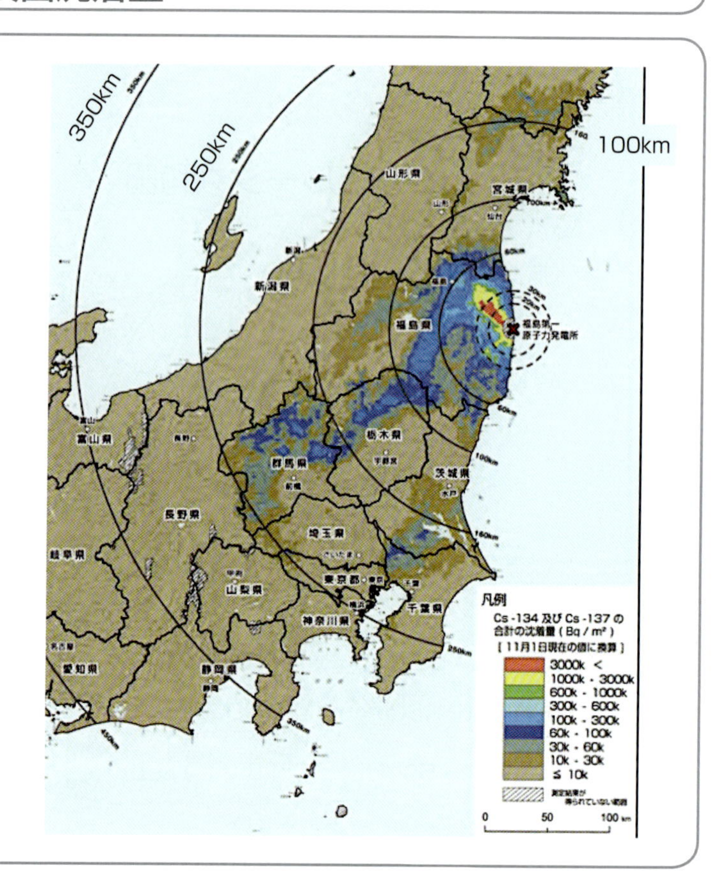

c 福島での被曝

文部科学省の福島県教育委員会等に対する通知

福島県内の学校等の校舎・校庭等の利用判断における暫定的考え方について

平成23年4月19日

児童生徒等の受ける線量を考慮する上で、16時間の屋内（木造）、8時間の屋外活動の生活パターンを想定すると、20mSv／年に到達する空間線量率は、

屋外：毎時3.8 μSv

屋内：毎時1.52 μSv

3.8 μSv/h

1.52 μSv/h

非常に低く設定されている。

平成23年7月8日文科省発表：

福島県内の小中学校等55施設で過ごした場合の年間被曝線量は推定0.1～0.6mSv（平均0.3mSv）（4月27日から7月3日までの教師の線量計より）

放射線から人を守る国際基準　国際放射線防護委員会（ICRP）の防護体系

一般人の被曝は

年間 1 mSv 以下になるようにしています（公衆の線量限度）

緊急時被曝状況　《重大な身体的障害を防ぐ》ことに主眼

年間 20 ～ 100mSv の間に目安線量（参考レベル）

平成 23 年 4 月 27 日、最も厳しい（安全寄りの）数値である年間 20mSv に設定されました。

しかし、4 月 30 日当時内閣官房参与が涙の辞任会見を行ったため、放射線影響に関して混乱をきたしました。

東日本大震災への対応～首相官邸災害対策ページ～

http://www.kantei.go.jp/saigai/senmonka_g5.html

平成 23 年 3 月 12 日からの福島県内における空間線量の推移

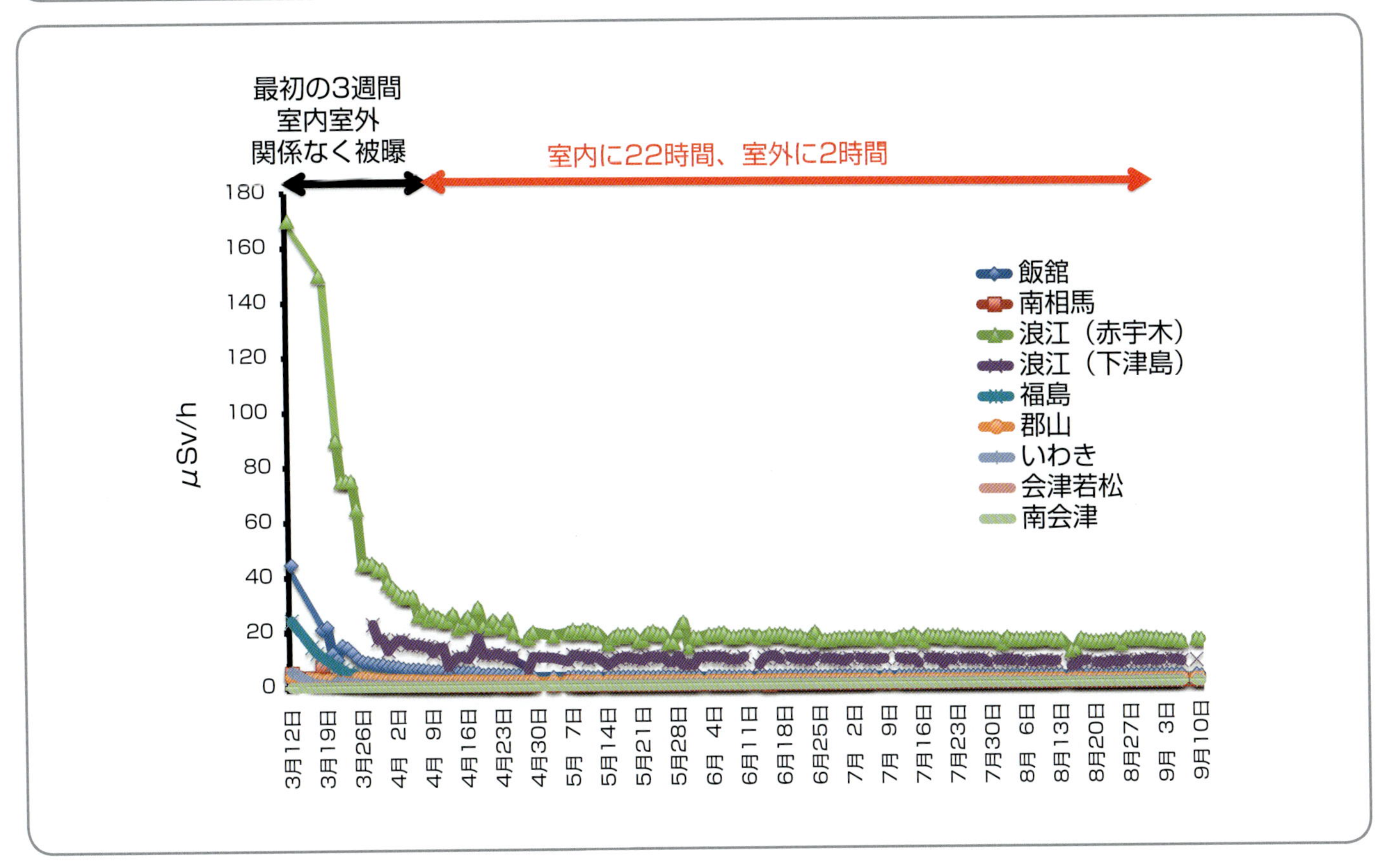

平成23年3月12日から1年間の積算放射線量

最初の3週間はヨウ素131（^{131}I）とセシウム137（^{137}Cs）があるので室内室外関係なく、当時示された空間線量のまま被曝したとし、それ以降はセシウム137のみで、室外はその当時示された空間線量で、室内ではその半分量被曝したとして計算（前ページ参照）。実際には、積分をしないといけないので、この値はかなり多めになっています。しかし、観測日の概算で徐々に積算被曝線量が減少しているのがわかると思います。

地名	7月3日時点で	9月15日時点で	12月20日時点で
飯舘	8.00	7.87	7.73
南相馬	1.29	1.28	1.27
浪江（赤宇木）	42.1	41.6	41.2
浪江（下津島）	11.9	11.7	11.3
福島	4.11	4.07	4.02
郡山	1.72	1.66	1.60
いわき	0.79	0.78	0.77
会津若松	0.23	0.23	0.23
南会津	0.07	0.07	0.07

単位：mSv/年

福島のセシウム 134、137 の内部被曝について

	経口摂取	吸入摂取	合計
福島	83.1	76.9	160
京都	5.3	ー	5.3

単位：μSv/ 年

平成 23 年 7 月 2 日から 8 日までの間にセシウム 134 およびセシウム 137 を食事および呼吸で体内に取り込んだ量を調べた結果、1 年間の内部被曝として、福島では最高 160 μSv となりました。福島では内部被曝でなく、外部被曝の対策が重要と考えられます。

京都大学防災研究所
Koizumi A. et al, Environ Health Prev Med (2012); 17(4): 292-298
doi: 10. 1007/s12199-011-0251-9

日本人成人男子群のセシウム137体内量の推移

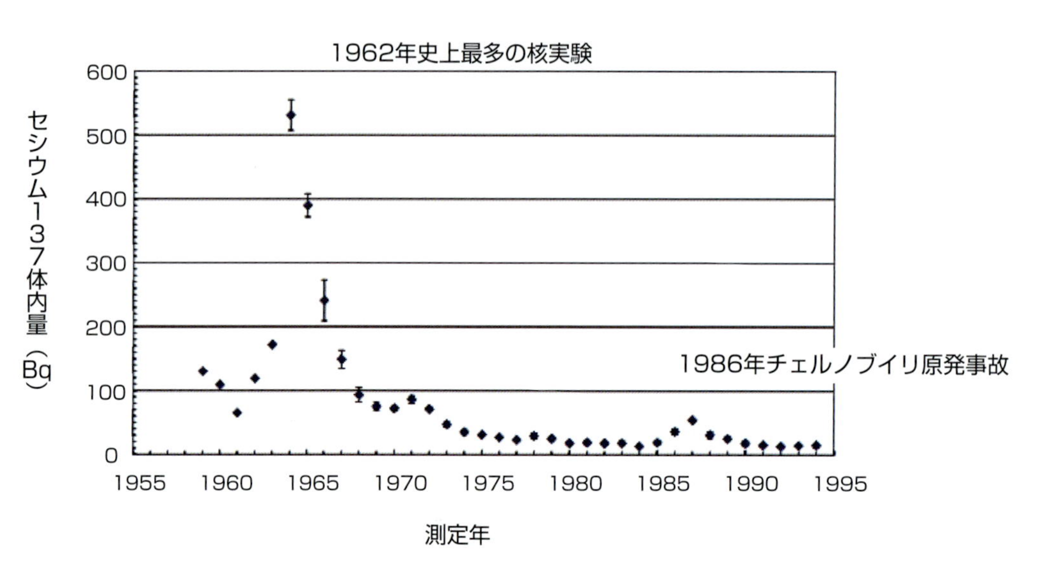

出典：Uchiyama M. et al, Health Phys(1996); 71(3): 320-5

大まかであるが、体内から検出された1Bqのセシウム137は、年間被曝量として0.0359 μSvと計算されます。1964年での年間被曝量は約19 μSvとなります。

（放射線医学総合研究所　稲葉次郎先生試算）

日本人中学生尿のセシウム137の濃度の推移（1959～1964年）

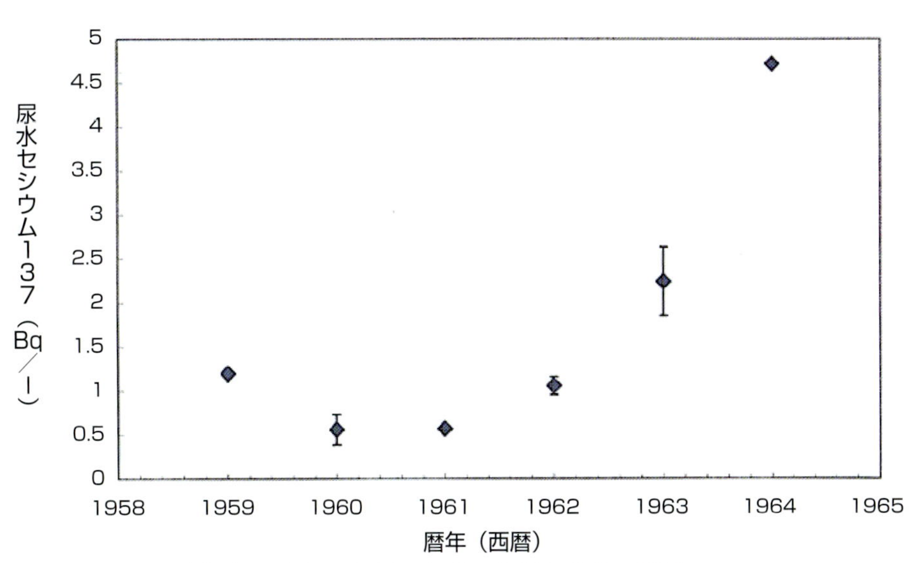

出典：Izawa M. et al, J Radiat Res(1962); 3(2): 120-9
Izawa M. et al, Radioactive Survey Data in Japan(1964); No3: 31-4
Saiki M. et al, Radioactive Survey Data in Japan(1965); No6: 20-2

1日の排泄量が1Bqだと、簡単化するため排泄はすべて尿によると仮定すると、体内量82.27Bq。約2.95 μSvの被曝となります。1964年は約14 μSv。

（放射線医学総合研究所　稲葉次郎先生試算）

福島とチェルノブイリの子供の尿中セシウム137（^{137}Cs）の比較

6月末**福島**

子供の尿から0.41～1.3ベクレルの ^{137}Cs
被曝量からすると誤差範囲。
^{40}**K** は毎日数10ベクレル尿から排出。

チェルノブイリ

^{137}Cs 750ベクレル排出された子供がいます。
体重30kgとして総量15,000ベクレル。

しかし

^{131}Iによる甲状腺がん以外、
^{137}Csによる白血病や固形がんは出ていません。

基本調査による推計外部被曝線量評価(平成23年3月12日～7月11日、福島県HPより)

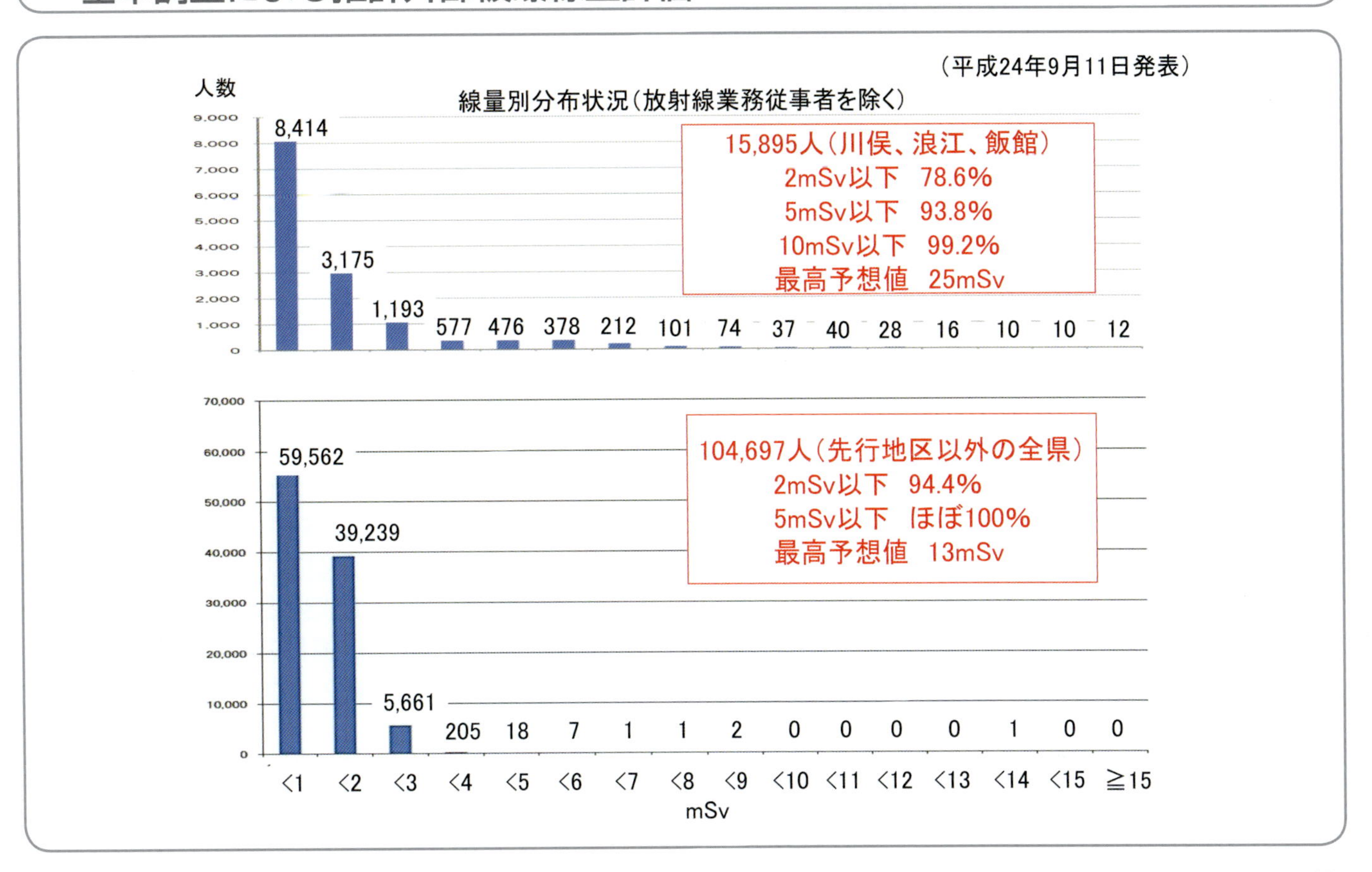

ホールボディカウンタによる内部被曝検査の実施結果について

平成25年4月1日

平成25年2月分	検査人数	6,614人 (18歳以下、妊婦優先)
検査結果	預託実効線量	
	1mSv未満	6,614人(全員)

平成23年6月〜平成25年2月	検査人数 118,930人	
検査結果	預託実効線量	
	1mSv未満	118,904人
	1mSv	14人
	2mSv	10人
	3mSv	2人

福島県庁HP:http://t.co/RjrdBhHV

福島県民の基本調査による推計外部被曝並びに内部被曝線量評価

川俣、浪江、飯館は放射性物質が多く飛散した地域です。平成24年福島県県民調査により15,895人を測定したところ、2mSv以下は78.6%、5mSv以下で93.8%、10mSv以下までで99.2%、最高予想値は25mSvでした。その先行地区以外の全県民104,697人においては、2mSv以下は94.4%、5mSv以下にほぼ100%が含まれ、最高予想値は13mSvでした。平成25年には福島県県民に対して内部被曝ホールボディカウンタによる内部被曝検査をされています。18歳以下、妊婦優先に6,614人の結果は全員1mSv以下の預託線量でした。118,930人の検査結果は2人に3mSvでした。この2人は、比較的高い線量にお住まいの方で、避難をせず、裏山のキノコなどを食されていたためのようです。

18歳までの福島県民の甲状腺検査結果

検査実施総数		H23年度			H24年度		
		38,114人			42,060人		
判定結果	判定内容	人数	割合		人数	割合	
A	A1 結節や嚢胞を認めなかったもの	24,469	64.2%	99.5%	23,702	56.3%	99.4%
	A2 5.0mm以下の結節や20.0mm以下の嚢胞を認めたもの	13,459	35.3%		18,119	43.1%	
B	5.1mm以上の結節や20.1mm以下の嚢胞を認めたもの	186	0.5%		239	0.6%	
C	甲状腺の状態から判断して、直ちに二次検査を要するもの	0	0%		0	0%	

A判定はあくまでも正常。甲状腺がん発症は被曝から5年後以降。継続的検査は必要。

福島県県民健康管理調査　福島県立医大実施

3～18歳までの弘前市、甲府市、長崎市の甲状腺検査結果

実施期間：平成24年11月～平成25年3月　平成25年3月29日環境省

検査実施総数		弘前市			甲府市			長崎市		
		1,630人			1,366人			1,361人		
判定結果		人数	割合		人数	割合		人数	割合	
A	A1	670	41.1%	98.7%	403	29.5%	98.9%	779	56.9%	99.4%
	A2	939	57.6%		948	69.4%		582	42.5%	
B		21	1.3%		15	1.1%		8	0.6%	
C		0	0%		0	0%		0	0%	

福島県民と有意な差が見られない

甲状腺組織等価線量：チェルノブイリと福島の比較

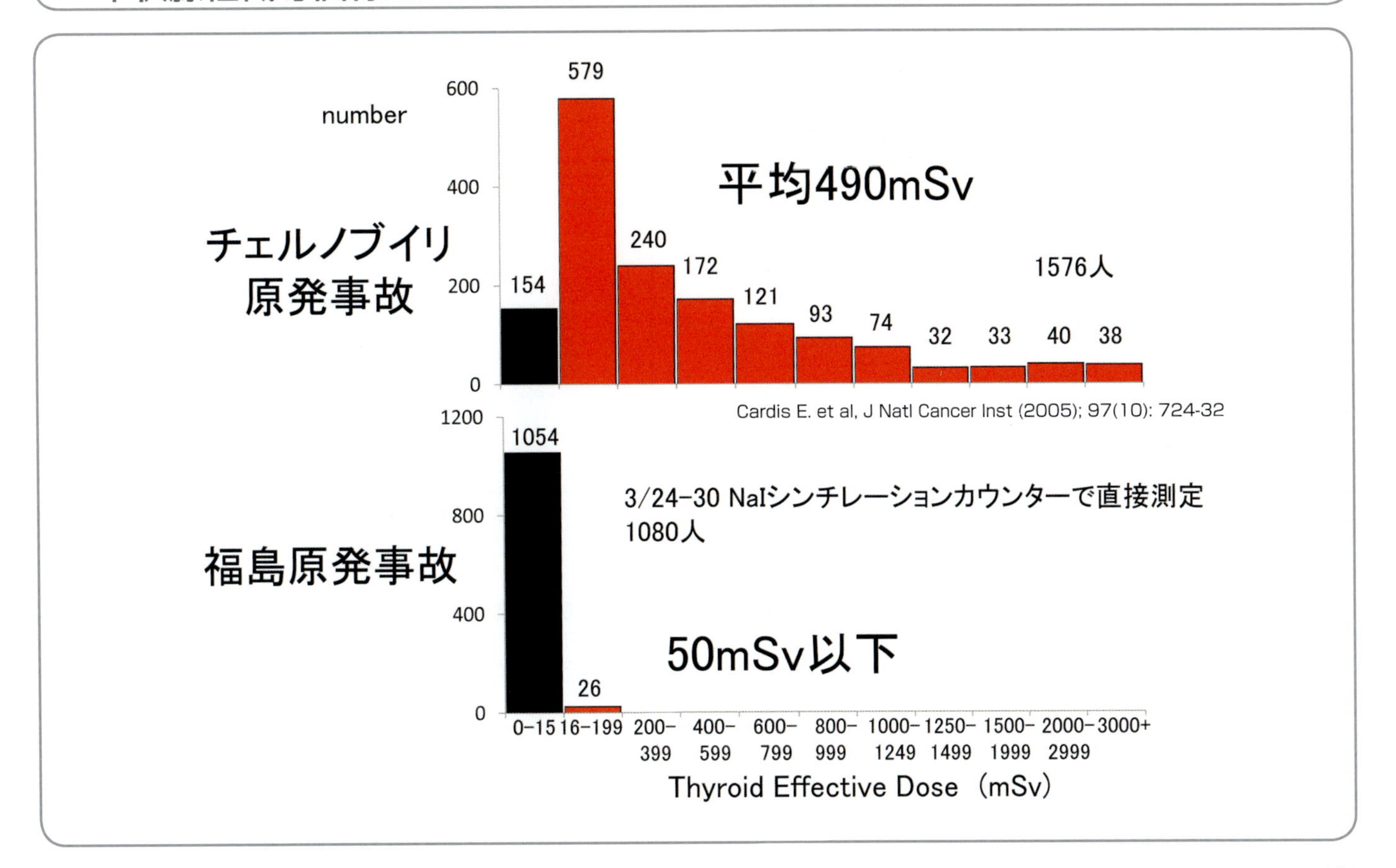

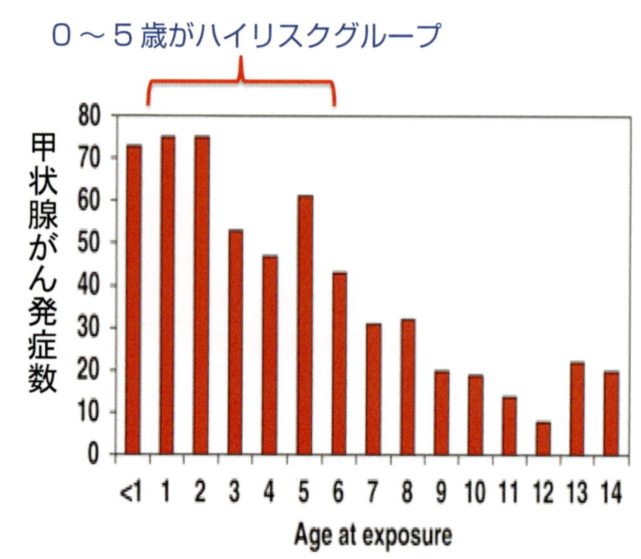

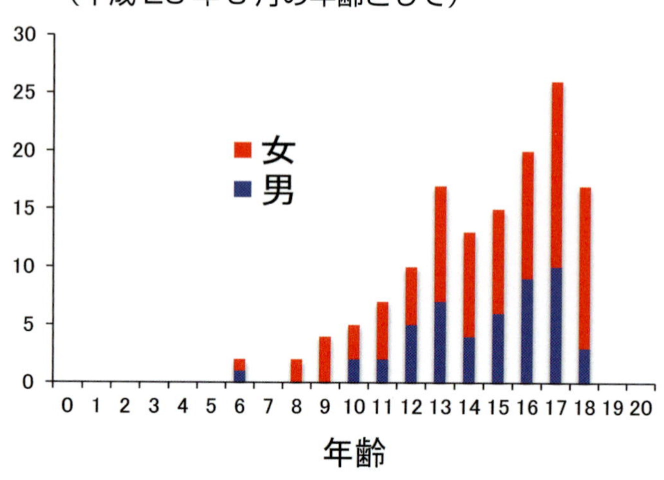

Age at exposure and occurrence of thyroid cancer. All childhood cases observed in Belarus between 1987 and 1997. The slight increase in the oldest children could reflect the baseline incidence〔Demidchik EP. et al, (2002); International Congress Series 1234: 69-75 Invited paper in *Chernobyl: Message for the 21st Century* (Yamashita S et al ed)〕

平成27年6月30日までの調査
（平成27年8月31日報告から改編）
先行調査および本格調査を含む138名

福島県「県民健康調査」における甲状腺検査報告

福島県県民健康管理調査では、甲状腺検査の評価として、A（A1: 結節や嚢胞を認めなかったもの、A2: 5.0mm 以下の結節や 20.0mm 以下の嚢胞を認めたもの）、B（5.1mm 以上の結節や 20.1mm 以下の嚢胞を認めたもの）、C（甲状腺の状態から判断して、直ちに二次検査を要するもの）という基準を作りました。A は正常なのですが、A2 は異常と勘違いがありました。平成 23 年および 24 年に 18 歳までの福島県民の甲状腺検査結果で A2 が約 40%いたため、放射線による影響と誤解が生じました。平成 25 年 3 月 29 日環境省が発表した弘前市、甲府市および長崎市における 3 ～ 18 歳までの甲状腺検査結果は、福島県民調査の結果とは変わりませんでした。

これまでの福島県「県民健康調査」における甲状腺検査報告によると、事故当時未成年者約 12 万人に対し、先行調査と本格調査が行われています。平成 23 年から 25 年度までの先行調査では、福島県内で 113 人が悪性ないし悪性疑いとされ、99 人が手術をしています。その細胞診の結果は、良性結節が 1 人、乳頭がん 95 人、低分化がん 3 人でした。先行検査の結果において、A 判定（正常）が 14 人（A1 が 8 人、A2 が 6 人）、B 判定が 1 人であったことから、放射線の影響ではないかと一時騒がれました。平成 26 年度の本格調査では 25 人が悪性ないし悪性疑いとされ、6 人が手術を行い、細胞診の結果は全て乳頭がんでした。この 25 人の先行検査の結果は、A 判定が 23 人（A1 が 10 人、A2 が 13 人）、B 判定が 2 人でした。チェルノブイリ原発事故における甲状腺がん患者は 0 から 5 歳がハイリスクグループであったのに対し、福島で事故当時 5 歳以下の症例はいません（p102 の図は合計 138 名の平成 23 年における年齢で甲状腺がん数を示しています）。これら症例の被曝線量は実効線量として 2.1 mSv 以下であり、甲状腺の等価線量として 1 人 50mSv と高い子供がいましたが、その他は 15mSv 以下でした。チェルノブイリ原発事故での被曝量より圧倒的に少ない量です。これらのことから、福島における甲状腺がんを放射線の影響と考えにくいと発表されました。県民健康調査検討委員の中には、原発事故の可能性は小さいけれども否定できないというコメントもあります。甲状腺検査は今後も続けられます。

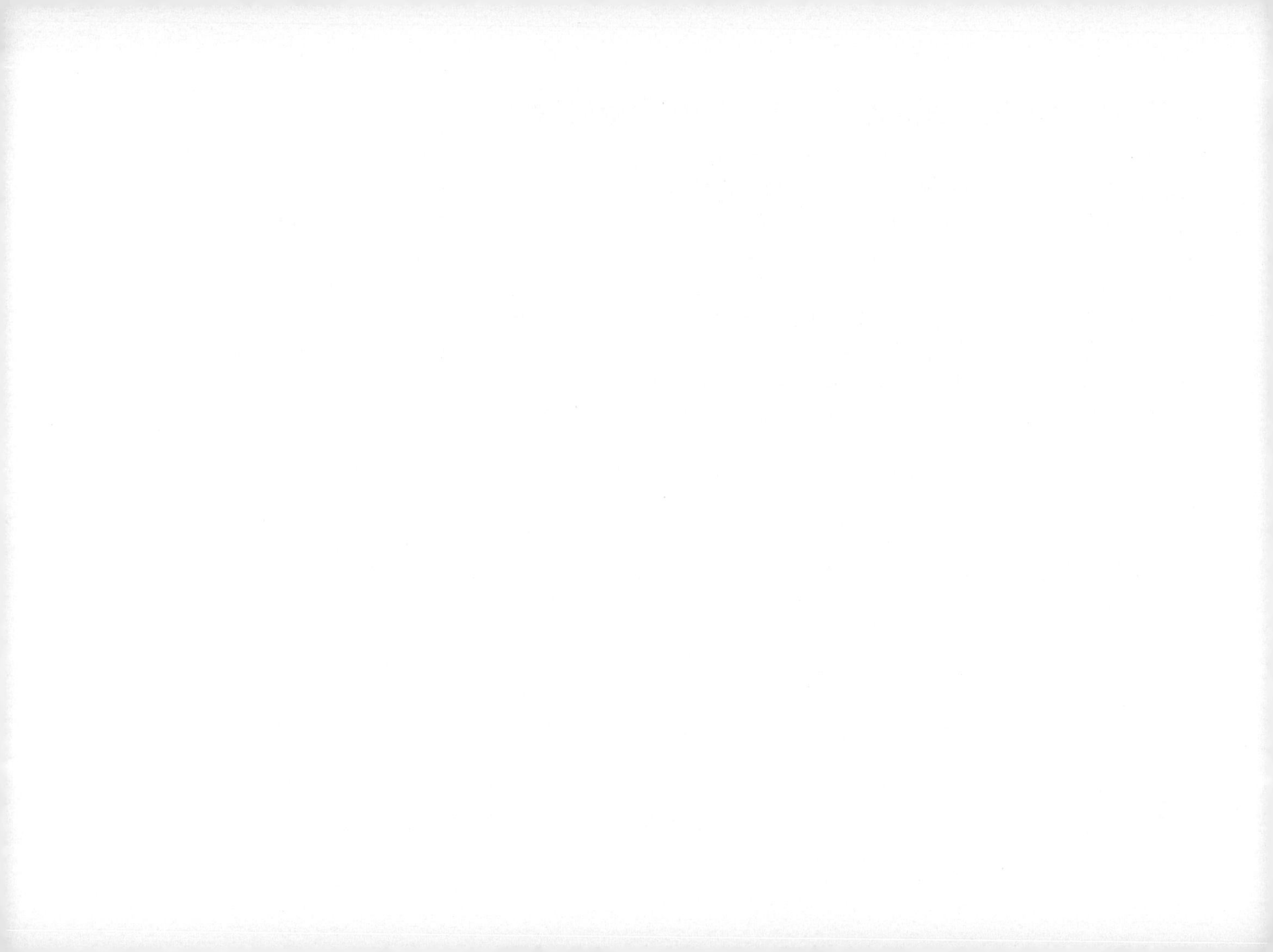

4 リスク

生活においてほとんどすべてのものにリスクとベネフィットがあります。

酒、タバコ、自動車など。これらは、嗜好品であったり、生活に必要なものであったり、リスクを考えることはないと思いますが、それらが原因で毎年数万人規模で死亡しています。医療での放射線被曝の場合、リスクよりもベネフィットが勝るので、放射線被曝を受け入れられるでしょう。

しかし、チェルノブイリや福島における放射線被曝は、ベネフィットは全くなく、不安や怖れが先に立ち、リスクしかないと感じてしまいます。

リスクと不安や怖れは別物です。また、酒、タバコ、自動車などのリスクと放射線のリスクと比較することは、土俵が違うものを比較するので、意味がないという考え方もあります。

リスクとは「発生確率」と「影響の大きさ」の組み合わせで決まるものであり、統計的に求められたデータでもあります。したがって、福島第一原発事故における放射線影響が、どの程度なのかということを理解する上で、酒、タバコ、自動車などと比較して検討するのも、一つの方法です。しかし、放射線のリスクが低いからといって、放置するのではなく、除染等を行いできるだけ被曝を小さくする努力は大切です。

放射線のリスクの程度

健康阻害のリスク	余命損失日数の評価値 アメリカの平均（日）
喫煙 20 本 / 日	2,370（6.5 年）
体重過多（20%超過）	985（2.7 年）
全事故の合計	435（1.2 年）
自動車事故	200
飲酒	130
家庭内事故	95
溺死	41
自然放射線（計算値）	8
医療診断 X 線（計算値）	6
全天災（地震等）	3.5

日常の放射線よりも、タバコや肥満のほうがもっとリスクが高い！

喫煙による相対リスク

		家庭	職場
受動喫煙（非曝露＝1）	肺がん	1.29倍	1.14倍
	虚血性心疾患	1.23倍	1.35倍
能動喫煙（非曝露＝1）	肺がん	4.39倍（男性）、2.79倍（女性）	
	虚血性心疾患	2.51倍（男性）、3.35倍（女性）	

1,000mSv 被曝：がんになる確率5％（対象全がん）
100mSv 以下では発がんもありません

喫煙による年間死亡者数（2008年）

	男性		女性	
受動喫煙	2,221人（うち職場 1,814人）		4,582人（うち職場 1,811人）	
能動喫煙	肺がん	48,610人	肺がん	18,239人
	虚血性心疾患	42,156人	虚血性心疾患	34,426人

年間死亡数（2008年）は、受動喫煙で合計6,803人、能動喫煙者は143,431人

2010年 国立がん研究センター 片野田耕太氏報告

1,000mSv 被曝：がんになる確率5％（対象全がん）
100mSv 以下では発がんもありません

各種リスクによるアメリカの年間死亡統計

喫煙	150,000（人）
アルコール	100,000
自動車	50,000
ピストル	17,000
オートバイ	3,000
水泳	3,000
外科手術	2,800
X線診断	2,300（推定値）
鉄道	2,000
航空機	1,300
自転車	1,000
登山	30
原子力発電	3（推定値）
ワクチン接種	3

ピストルによる10万人に対する死亡者数

アメリカ　4/10万
日本　0.02/10万

医療被曝程度の放射線と比べると
喫煙やアルコールの死亡数が高い

(Upton AC, Sci Am (1982); 246（2）: 41-9)

10万人当たり死亡に至るリスク

喫煙	28（人）
自動車事故	10
航空機事故	0.04
鉱業	131
漁業	58.3
建築業	19.9
運輸業	12.7
製造業	5.39
全事業	7.44
放射線業務（原子力発電）	1

食品の放射性ヨウ素暫定基準値

厚生労働省が示している食品の摂取制限に関する放射性ヨウ素の暫定基準値（平成 24 年 3 月末まで）

野菜類（根菜、芋類を除く）、魚介類 1 キロ当たり 2,000 ベクレル

飲料水と牛乳・乳製品 1 キロ当たり 300 ベクレル

1 歳未満の乳児については、1 キロ当たり 100 ベクレル

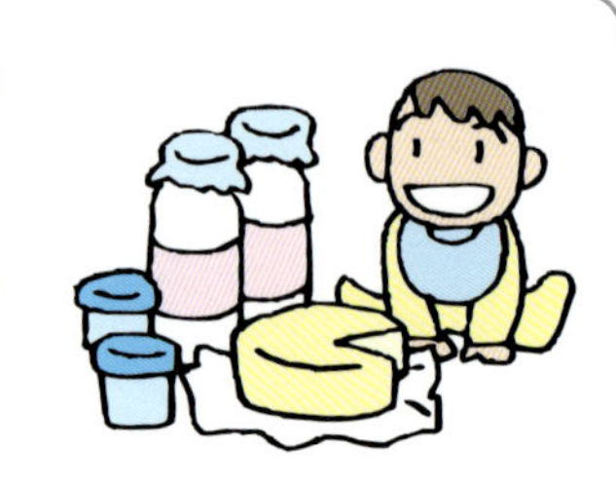

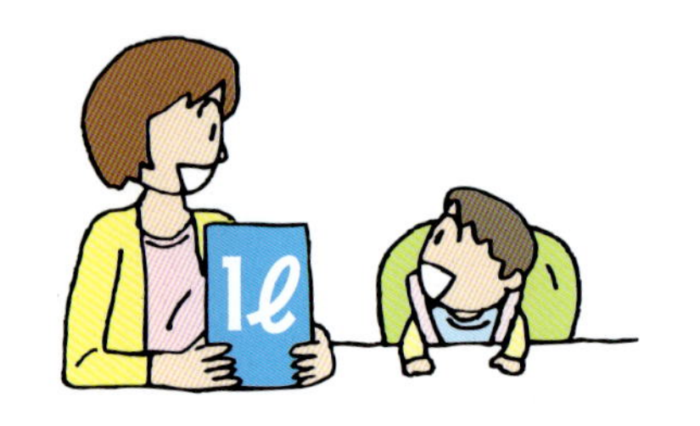

成人が放射性ヨウ素 1 キロ当たり 100 ベクレルの水を 1 年間毎日 1 リットル飲んで、甲状腺がん発症の生涯リスク

1 万分の 2

乳児の場合でも影響は少ない。

生涯交通事故に遭うリスク

200 人に 1 人

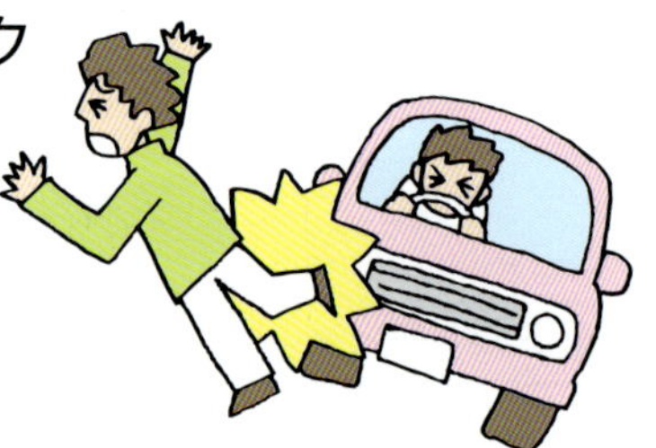

喫煙者が肺がんになるリスク

100 人に 2 人

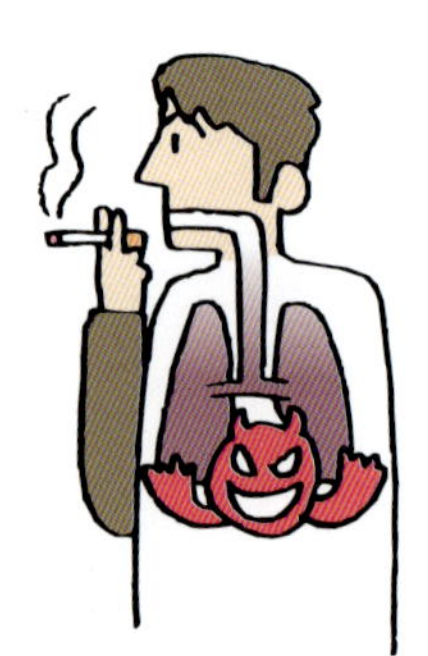

教訓

1,000 mSv（1Sv）を被曝して死に至るがんが発生する率は、
運転中に携帯メールを打って事故に遭う危険度と同じ程度のリスク

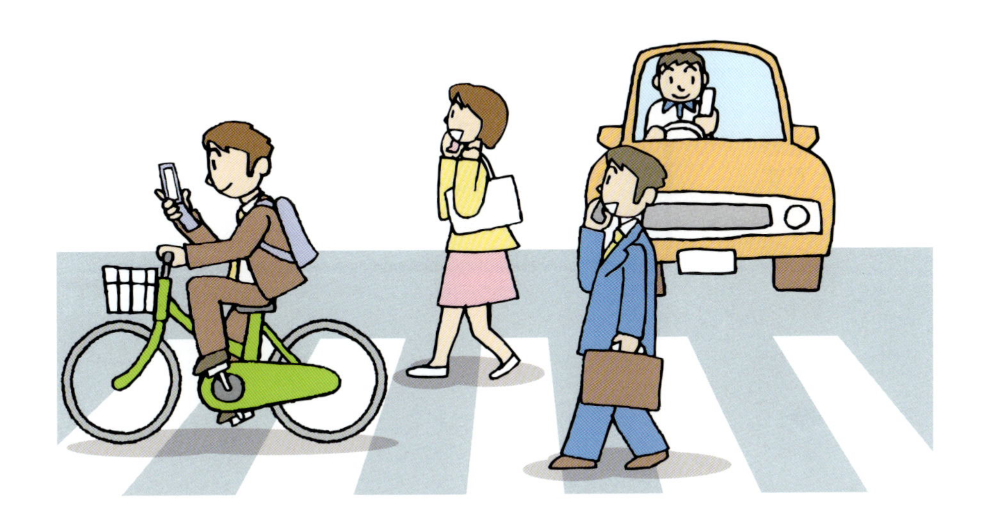

5%上昇をどう考えますか？

直線しきい値なし仮説とリスク

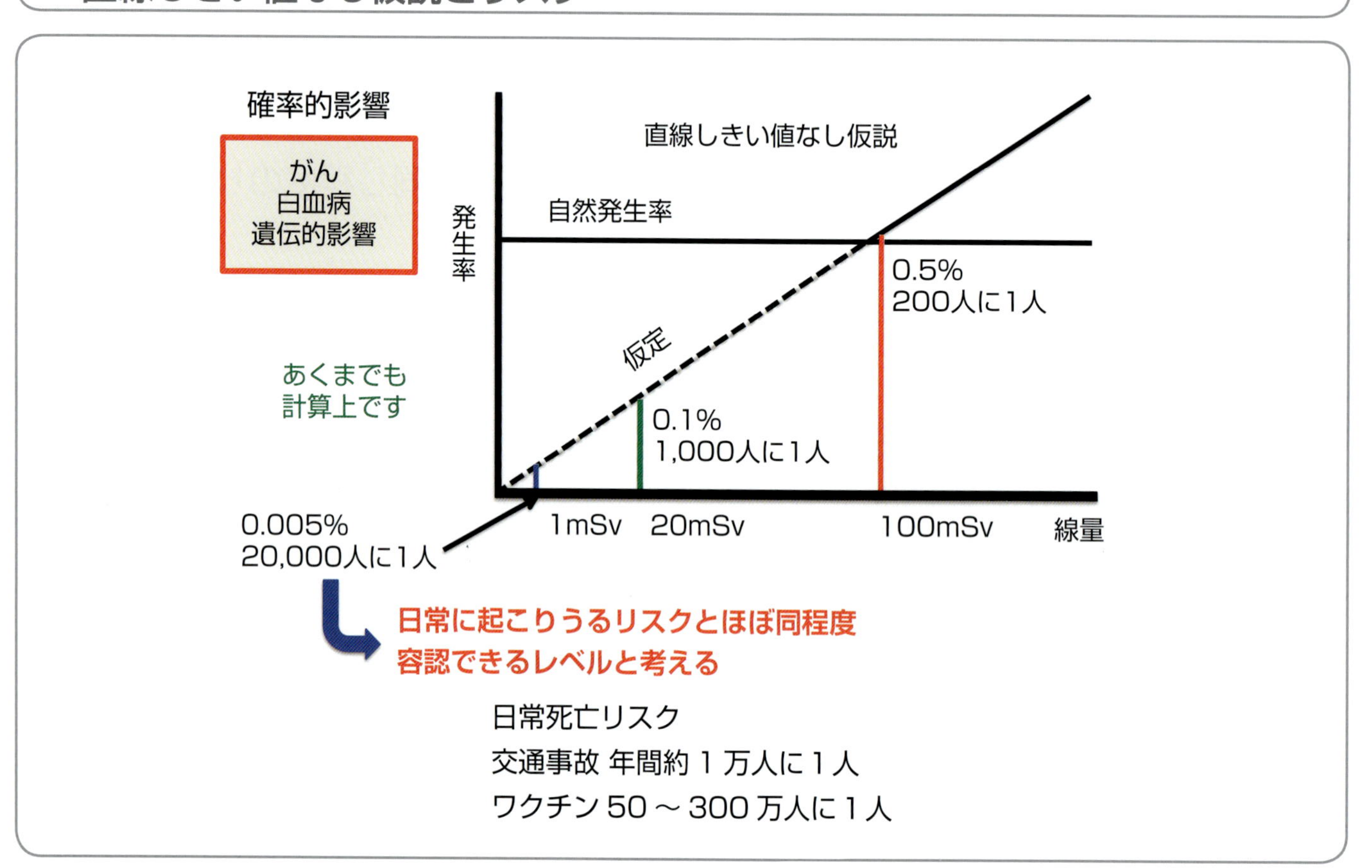

放射線とがんのリスクについて

がんの相対リスク	生涯被曝線量（mSv）	項目（全部位）
1.50 ～ 2.49	1,000 ～ 2,000	喫煙者（1.6） 大量飲酒（450g 以上 / 週）（1.6）
1.30 ～ 1.49	500 ～ 1,000	大量飲酒（300 ～ 449g/ 週）（1.4） (参考：ビール 500ml でアルコール量 20g 焼酎 1.8L で 360g、日本酒 1.8L で 216g)
1.10 ～ 1.29	200 ～ 500	肥満（BMI ≧ 30）（1.22） やせ（BMI<19）（1.29） 運動不足（1.15 ～ 1.19） 高塩分食品（1.11 ～ 1.15）
1.01 ～ 1.09	100 ～ 200	野菜不足（1.06） 受動喫煙＜非喫煙女性＞（1.02 ～ 1.03）
検出不可	100 未満	

出典：「わかりやすい放射線とがんのリスク」（国立がん研究センター）

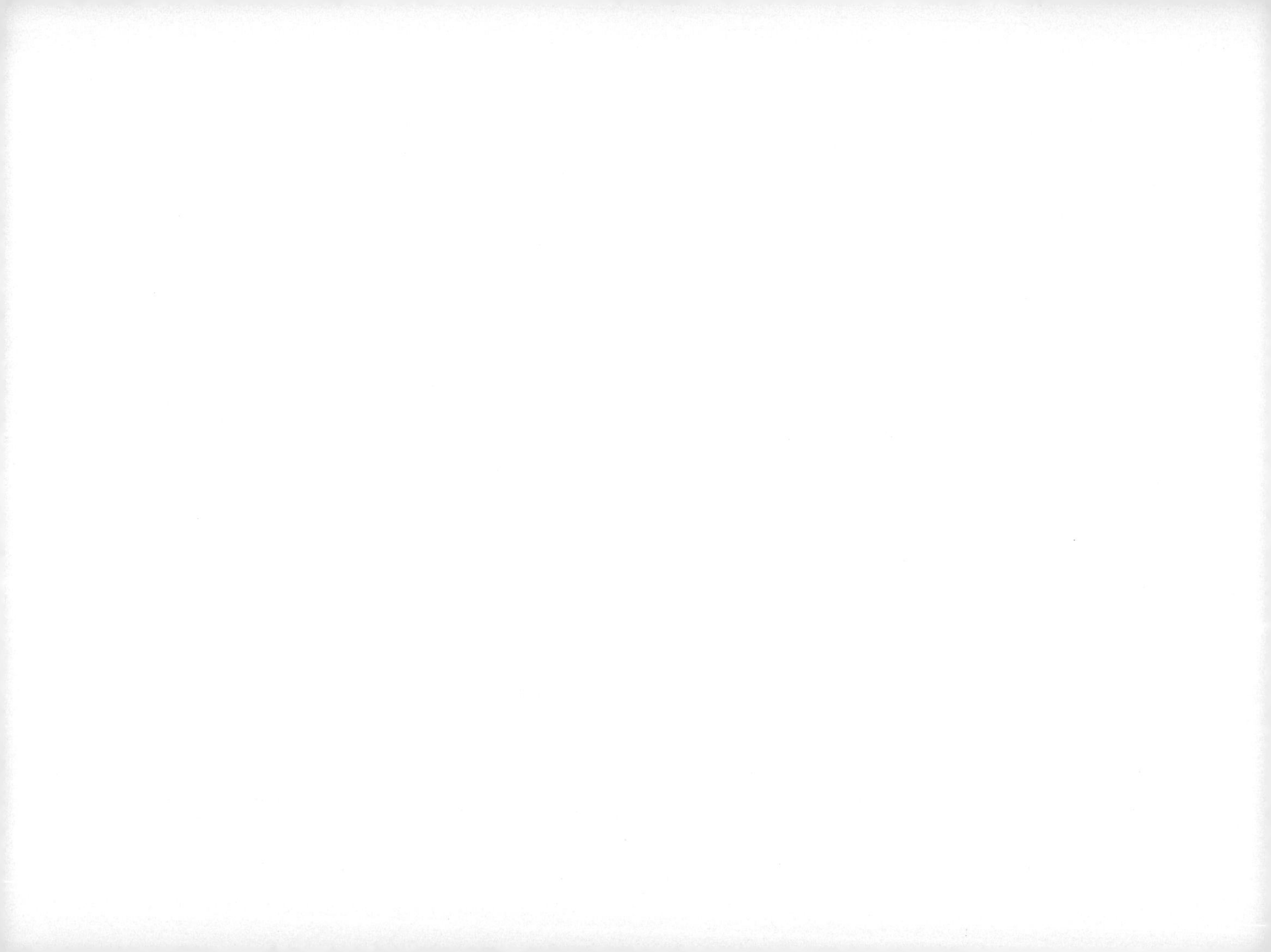

γ線400日間連続照射実験

400日間で計20mGy、400mGy、8,000mGyとなるように照射しています。20mGy/400日、つまり20mSv/年で寿命短縮なし、がんの増加なし。

妊娠マウスの各時期に2GyのX線を照射したときにみられる胎児への影響

着床前期では被曝により出生児死が、器官形成期に被曝すると奇形発生あるいは新生児死亡が増加します。胎児期被曝で奇形発症はありません。

ヒトの疫学的研究およびマウスの実験的研究に基づいて得られたヒト胎児の放射線障害推定線量

100mSv以上の被曝で何らかの症状が出ると考えられています。

重度精神遅滞発生割合と子宮吸収線量の関係

母体で胎児の器官形成が終了してからの被曝で起こりうる重度精神遅滞。UNSCEARは、胎齢8から15週齢では200mSv、胎齢16から25週齢では700mSvがしきい値と考えています。ICRPは100mSvがしきい値と考えています。

放射線によるDNA損傷と修復

放射線はDNAを傷つけ、修復できなかったときに生物的影響が出ると考えられています。1Gy（＝1Sv）被曝したときに2本鎖切断が20か所増えます。

γ線を 400 日間連続照射した後の寿命や死因を調べたマウス実験

400 日間で計 20mGy、400mGy、8,000mGy となるように照射している

各群 500 匹使用

照射マウス	寿命の長さ	寿命短縮に関わるがん死	発生率が増加したがん
オス			
20mGy	変わらず	なし	なし
400mGy	変わらず	なし	なし
8,000mGy	短縮（約 100 日）	悪性リンパ腫 肺腫瘍　血管腫	白血病　肝腫瘍
メス			
20mGy	変わらず	なし	なし
400mGy	短縮（約 20 日）	悪性リンパ腫	なし
8,000mGy	短縮（約 100 日）	悪性リンパ腫 軟部組織腫瘍　血管腫	卵巣腫瘍　肺腫瘍 血管肉腫

20mGy/400日、つまり20mSv/年は全く問題なし！

財団法人環境科学技術研究所による研究　Tanaka S. et al, Radiat Res (2003); 160(3): 376-379

妊娠マウスの各時期に 2Gy の X 線を照射したときにみられる胎児への影響

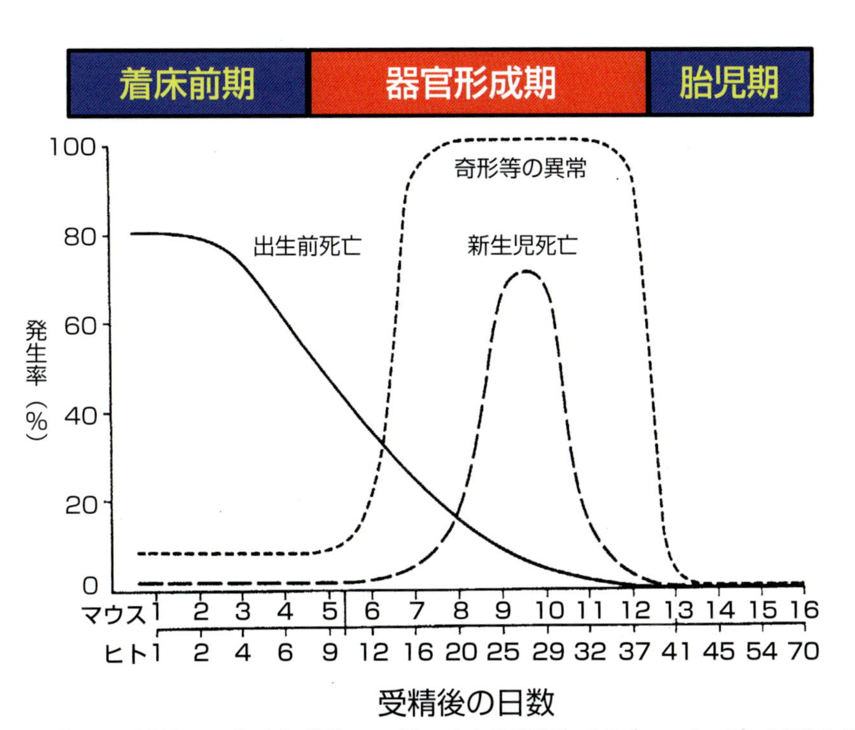

Russell LB. et al, J Cell Comp Physiol (1954); 43 (supple. 1): 103-149

ヒトの疫学的研究およびマウスの実験的研究に基づいて得られたヒト胎児の放射線障害推定線量

放射線医学総合研究所資料より

胎児週齢（日）	最低致死線量（mGy）	LD50 近似値（mGy）	最低線量（mGy）		
			永久発育遅滞	精神遅滞	重度奇形
1-5	100	＜ 1,000	生存者は影響なし		
18-36（器官形成期）	250-500	1,400	200-500	−	200
36-50	500	2,000	250-500	−	500
50-150	＞ 500	＞ 1,000	250-500	500	−
出産まで	＞ 1,000	母体と同じ	500	1,000	−

100mSv 以下で症状は出ません

重度精神遅滞発生割合と子宮吸収線量の関係

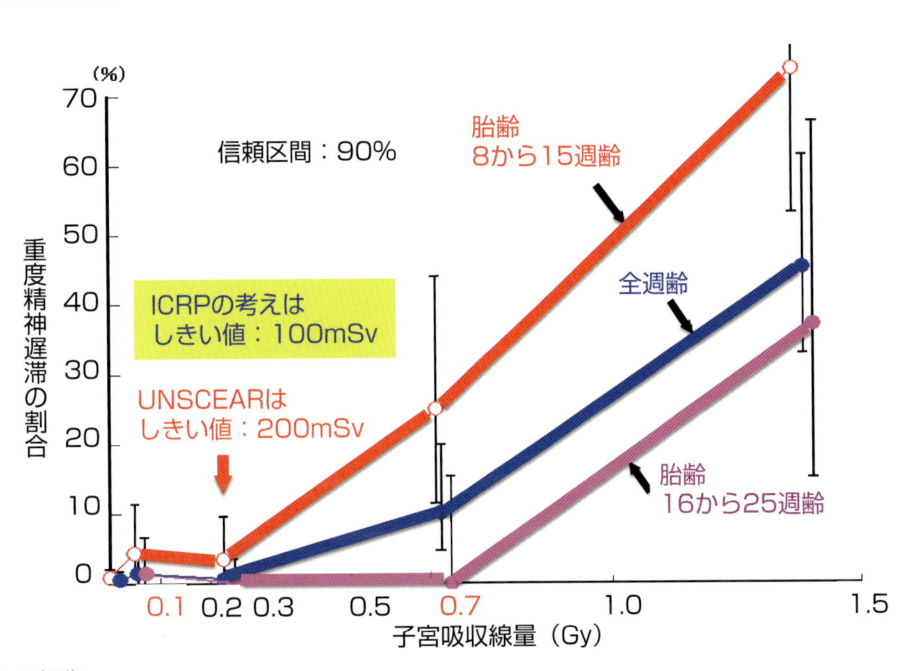

1988 年 UNSCEAR 報告
原爆被爆時に母親の胎内で被曝した胎内被爆者の研究
母体で胎児の器官形成が終了してからの被曝で起こりうる重度精神遅滞
100mSv 以下で症状は出ません

放射線による DNA 損傷と修復

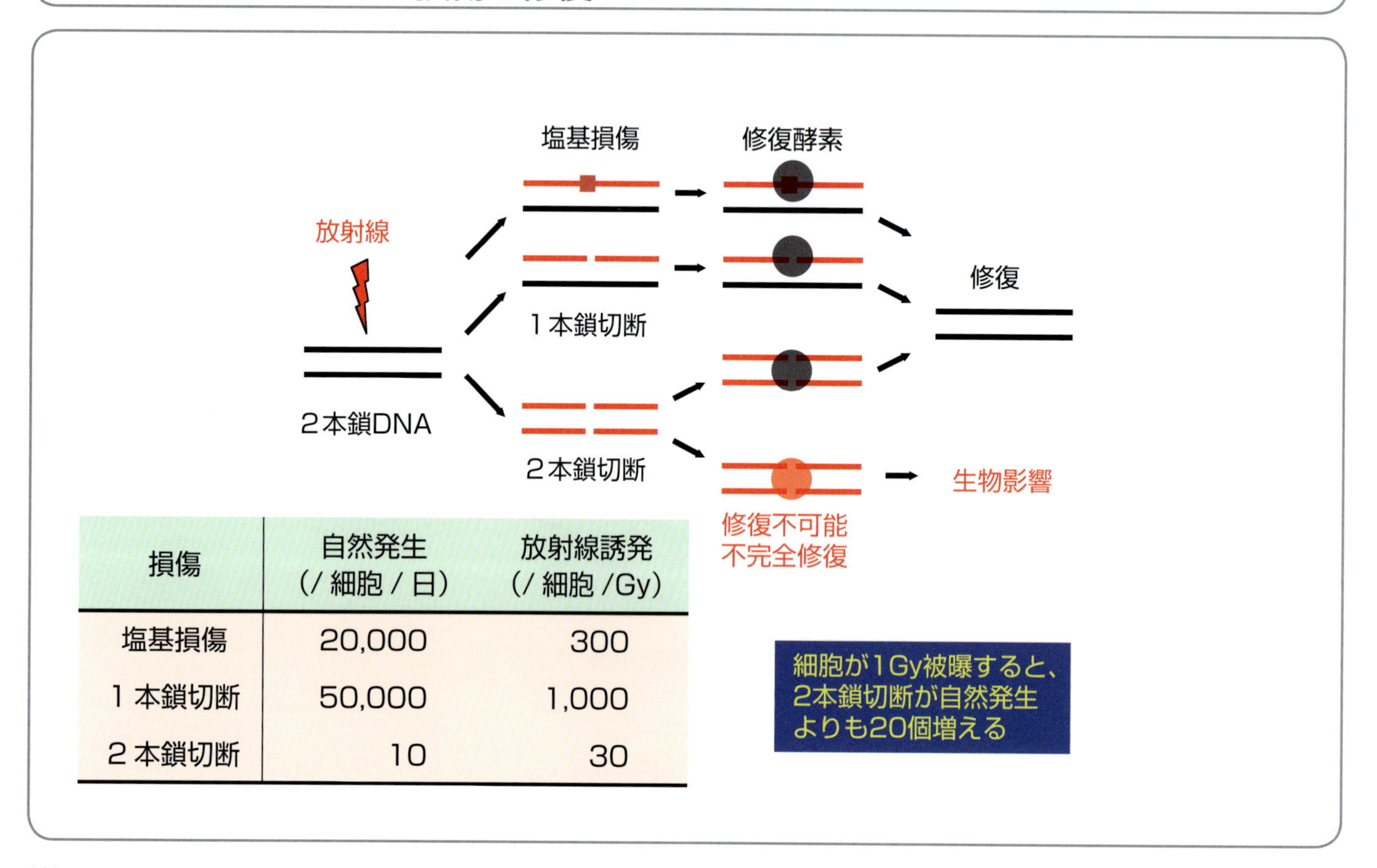

損傷	自然発生 (/細胞/日)	放射線誘発 (/細胞/Gy)
塩基損傷	20,000	300
1本鎖切断	50,000	1,000
2本鎖切断	10	30

6 まとめ

放射線被曝による健康被害を考えるときは、短時間にたくさんの線量を被曝することが問題です。現在、いろいろな農作物や海産物、環境放射線の値が報道されますが、さまざまな基準は非常に厳しく設定されているので、それらの数値が少しぐらい上昇しても、健康に大きな影響を及ぼすことはありません。確かに放射性物質が測定されることは通常ではないことなので、厳密に管理することは重要なことです。今後、それらの数値を気にしないといけないのは、原子炉の状況が今より悪化し、**燃料棒破損の進行等により放射性物質が新たに放出**されたり、**施設が再度水素爆発等を起こしてしまったとき**だけと考えています。おそらくこのようなことは起こりえないと思います。

「放射能がうつる」といわれましたが、放射性物質がバクテリアやウイルスのように感染するという概念自体存在しません。現状の 20 ～ 30km 圏内で測定されている空間線量をもたらしていると思われるフォールアウト（放射性物質の降下物）が付着している程度では、他人の被曝を問題にすることはありません。放射性物質は花粉やホコリと同じ。服を変えたり、お風呂に入れば、放射性物質はなくなり、他の人に健康被害を及ぼすことはありません。

一度に 1,000mSv 被曝すると、悪心や嘔吐など急性放射線障害（確定的影響、組織反応）が現れます。また将来、死に至るがん（確率的影響）が発症する可能性が 5%上昇します。もともと日本人の 30%は、がんで死亡するわけですから、1,000mSv 被曝すると 35%がんで死亡する確率になると考えます。確率的影響は直線的ですから、500mSv で 2.5%、250mSv で 1.25%、100mSv で 0.5%の確率で致死がんになると考えれます。急性放射線障害でみると、500mSv で重篤な症状には至らず、250mSv で臨床症状は出ません。

原爆被爆者約 12 万人のデータより、100mSv 以下の 1 回の被曝では、人に対する放射線影響は認められていません。「100mSv 以下は影響ない」という考えは、内部被曝が考慮されていないから、デタラメだという人がいます。しかし、100mSv 外部被曝していて内部被曝もしているとするならば、実は 100mSv 以上被曝していることになります。最新の研究では 200mSv 未満では有意な差が認められなかったという報告があります（Ozasa K. et al, Radiat Res(2012);177(3): 229-243)。したがって、「100mSv 以下は影響がない」というのは、間違いないことかもしれません。

公衆被曝限度が 1mSv/ 年から 20mSv/ 年になったとはいえ、放射線影響のない安全域での増加と考えられます。また 1 回被曝でなく、1 年間の被曝限度なので、放射線影響が出るとは考えにくいです。年間 10mSv 被曝する地域がありますが、がんの発生率等疾患が増加したという報告はありません。ICRP も 10mSv 以下は影響がない線量としています。ただ、10 ～ 100mSv の間は、不確定不確実領域であることは事実です。科学的なデータを実験で示すのは、実に難しいことです。実験では「ある」ことを証明するのは簡単ですが、「ない」ことを証明するのはとても難しいのです。たまたま「ない」のか、本当にないのか区別がつけられないからです。10mSv で有意な差がみられるか検証するためには約100万人必要です（Brenner DJ. et al, PNAS(2003); 100(24): 13761-13766)。「低線量放射線影響はわからない」と言われますが、本当は「他のリスクも考慮すると放射線だけの影響というのはわからないほど小さくなる」というのが正しい表現と思われます。

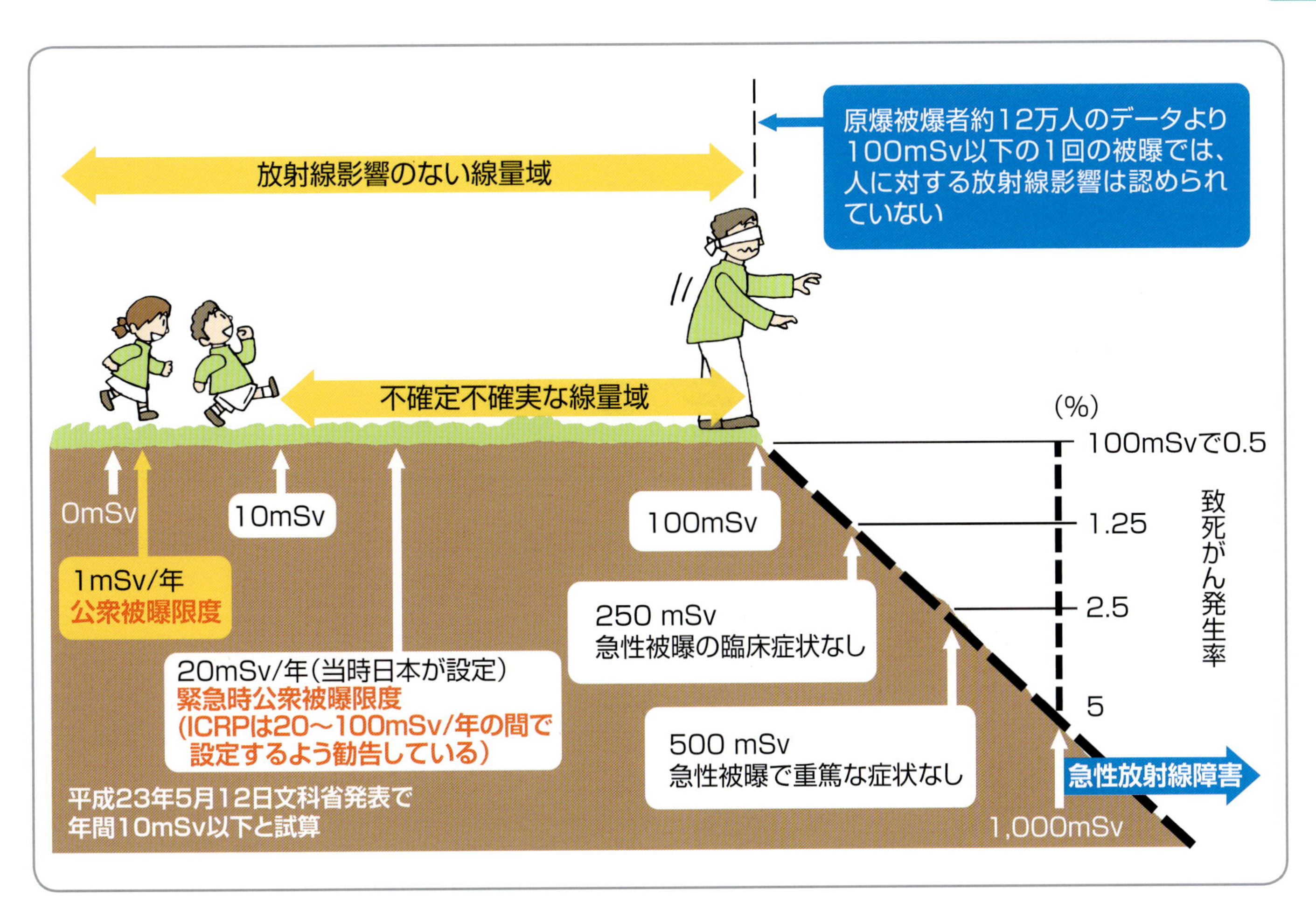

放射線影響のない線量域
原爆被爆者約12万人のデータより100mSv以下の1回の被曝では、人に対する放射線影響は認められていない
不確定不確実な線量域
(%)
100mSvで0.5
1.25
2.5
5
致死がん発生率
0mSv
1mSv/年
公衆被曝限度
10mSv
20mSv/年(当時日本が設定)
緊急時公衆被曝限度
(ICRPは20〜100mSv/年の間で設定するよう勧告している)
平成23年5月12日文科省発表で
年間10mSv以下と試算
100mSv
250 mSv
急性被曝の臨床症状なし
500 mSv
急性被曝で重篤な症状なし
急性放射線障害
1,000mSv

福島原発 20 ～ 30km 圏内から移動してきた方々から、放射性物質がうつることはありません！

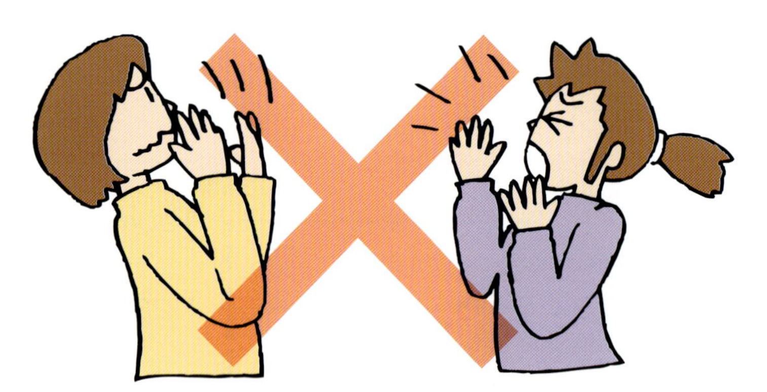

くしゃみをすることで、**放射性物質**が人に空気感染や飛沫感染を起こすことはありません！

避難してきた方々への診療拒否や乗車拒否、子供たちの学校での差別、放射性物質汚染検査証明書の要求など、**恥ずべき行為**であることと考えてください。

放射線は正しく怖がりましょう！

放射線をむやみに怖がり不安を抱き続けるのではなく、
「どのくらいの線量ならば危険なのか」という正しい
知識を持って怖がることが大切と考えています。

あとがき

平成23年7月福島に初めて訪れ、その1年間は月に1回のペースで福島原発支援で福島を訪問した。今でも年に2回程度は福島を訪問する。福島県にたくさんの知人や友人ができ、福島のおいしい食材やお酒を覚えた。福島の辛子味噌はとても辛いが何にでも合う。ニンニクが強く食べると臭くなるので、かみさんからは嫌われる。福島はメヒカリが有名だが、まだ福島産は食していない。お酒はいわきの「又兵衛」を好んで飲むようになった。行き付けの居酒屋もできた。名菓は「ゆべし」と「薄皮饅頭」以外に、「三万石」の「ままどおる」や小名浜の「生サブレ」などたくさん知った。本当にたくさんの食材が福島にはある。

「福島に生まれて、福島で育って、
福島で働いて、福島で結婚して、
福島で子供を産んで、
福島で子供を育てて、
福島で孫を見て、福島でひ孫を見て、福島で最期を過ごす。
それが私の夢なのです」

と唱った当時高校生とは、Facebookで知り合うこともできた。今でも、読むとジーンとしてしまう。除染が進められ、帰還困難区域、居住制限区域あるいは避難指示解除準備区域は徐々に狭くなってきている。早期の復興を願うばかりである。

がんばっぺ！　福島。がんばろう、日本！

著者略歴

岡﨑　龍史（おかざきりゅうじ）

平成 2 年 3 月	産業医科大学卒業
平成 2 年 4 月	産業医科大学産業医学基本講座
平成 2 年 6 月	同上修了
平成 2 年 7 月	産業医科大学整形外科学入局　中国労災病院出向
平成 4 年 4 月	産業医科大学大学院　医学研究科　障害機構系専攻　博士課程　入学
平成 8 年 3 月	同上修了　博士（医学）取得
平成 8 年 4 月	産業医科大学病整形外科学　庄生会蜂須賀病院出向
平成 9 年 2 月	日本整形外科学会整形外科専門医取得
平成 10 年 2 月	日本医師会認定産業医取得
平成 10 年 6 月	産業医科大学　医学部　放射線衛生学　助手
平成 14 年 4 月	米国・国立環境健康科学研究所（NIEHS）に留学
平成 15 年 12 月	産業医科大学　医学部　放射線衛生学に復職
平成 16 年 12 月	産業医科大学　医学部　放射線衛生学　講師
平成 21 年 2 月	第一種放射線取扱主任者取得
平成 25 年 4 月	産業医科大学　産業生態科学研究所　放射線健康医学研究室　教授（～現在）

図説　放射線防護学入門　改訂版

基礎から学ぶ緊急被曝ガイド

価格はカバーに表示してあります

2012 年 1 月 27 日　第一版 第 1 刷 発行
2015 年 11 月 19 日　改訂版 第 1 刷 発行

著　者　岡﨑 龍史（おかざき りゅうじ）©
発行人　古屋敷　信一
発行所　株式会社 医療科学社
〒 113-0033　東京都文京区本郷 3 － 11 － 9
TEL 03（3818）9821　FAX 03（3818）9371
ホームページ　http://www.iryokagaku.co.jp

ISBN978-4-86003-463-4　（乱丁・落丁はお取り替えいたします）

放射線影響研究の歩みとLNT仮説の解き方から見えるもの

放射線は本当に微量でも危険なのか？

直線しきい値なし（LNT）仮説について考える

著者：佐渡敏彦　独立行政法人放射線医学総合研究所名誉研究員
大分県立看護科学大学名誉教授

微量の放射線に対してあまりにも過敏に反応しすぎる国内および国際的な風評被害を克服するためにも，放射線の健康への影響を正しく理解し，放射線を正しく恐がり，過剰に恐れないだけの知識を国民の一人ひとりが身につけることが非常に大切になっている。この問題は，これからの全人類にとっての共通の課題でもありつづけるであろう。

放射線による発がんリスクのパラダイムとしてのLNT モデルの考究は，人類が微量放射線の幻影への恐怖から解放されるための根元のテーマである。

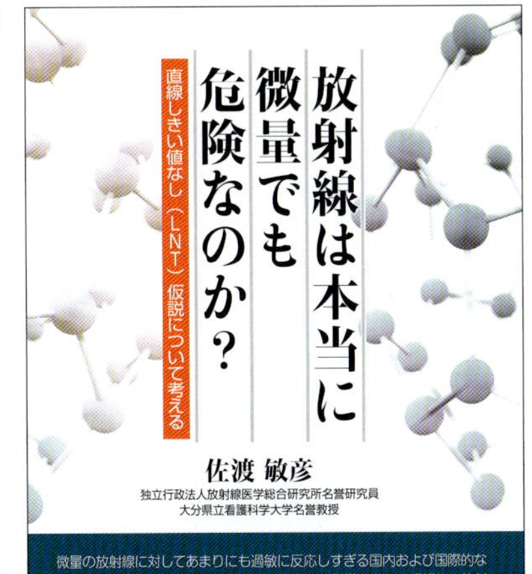

● B5 判　256 頁
● 定価（本体 3,300 円＋税）
● ISBN978-4-86003-423-8